골반저에 답이 있다

Your Pelvic Floor

삶의 질을 훼손하는 여성 질환 뿌리 뽑기

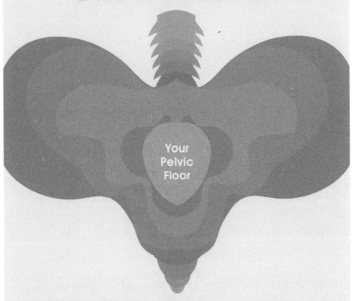

Your
Pelvic
Floor

골반저에 답이 있다

킴 보프니 지음 | 윤혜영 옮김

한문화

당신의 삶은
지금보다 훨씬 나아질 수 있다

토스카 레노 Tosca Reno

다수의 건강 관련 책을 쓴 〈뉴욕 타임스〉 베스트셀러 작가이자
건강 지도사, 영양 치료사

우리는 살면서 열정과 전문 지식을 두루 갖춘 사람들을 우연히 만나기도 한다. 그들은 자신이 몸담은 일에 절대적인 헌신을 아끼지 않는다. 당신은 이 책을 통해 그런 멋진 사람들 중 하나인 킴 보프니Kim Vopni를 만났다. 킴 보프니는 자신이 습득한 모든 기술과 지식을 활용하여 우리가 한층 더 나은 삶을 살아갈 수 있도록 돕는 것에 진심인 사람이다.

'질 근육 강화 운동 코치(Vagina Coach)'로 잘 알려진 킴 보프니는 여성들의 골반저 건강을 염려하고 연구하는 사람이다. 그녀는 여성 해부학적 구조의 중심점이라 할 수 있는 코어근육에 중점을 두고 골반저를 더 건강하게 유지하고 원래의 기능을 회복하는 방법을 찾기 위해 온 힘을 쏟고 있다. 골반저는 골반 내부 장기를 지지하고

보호하며, 방출해도 되는 순간까지 체액이 방출되지 않도록 막는다. 골반저라는 이름이 다소 생소할 수 있지만 '제 기능을 해내는 건강한 골반저'는 요실금, 골반 통증, 월경통, 대변실금, 장기 탈출증 등 다양한 여성 질환을 해결하는 열쇠가 될 수 있다.

많은 여성이 건강에 관심을 가지고 균형 잡힌 신체를 유지하기 위해 노력하지만, 안타깝게도 골반저 및 주변 구조에 대해서는 잘 알지 못하거나 중요성을 인지하지 못한다. 나는 킴 보프니가 진행한 워크숍과 온라인 프로그램에 여러 차례 참여했으며, 여성 질환과 골반저의 중요성을 주제로 다양한 대화를 나눴다. 워크숍을 통해 그녀가 이 책에서도 소개하는 '골반저를 강화하는 운동법'을 익힐 수 있었고, 하루에 단 몇 분만으로 골반저의 기능을 회복할 수 있다는 사실에 놀라움을 감출 수 없었다. 그녀는 내가 진행하는 건강 프로그램에 여러 차례 게스트로 출연했는데, 그때마다 관객들은 엄청난 지지를 보냄과 동시에 매우 많은 질문을 쏟아냈다. 관객들의 열렬한 반응을 통해 생각보다 많은 이들이 골반저 장애 증상을 겪으며 고통받고 좌절한다는 사실을 알 수 있었다.

이 책은 궁극적으로 모든 연령대의 여성이 골반저 건강을 되찾을 수 있도록 돕는 가장 유용한 안내서가 될 것이다. 내가 그랬던 것처럼 여러분 또한 킴 보프니가 제시하는 운동법을 학습하고 잘 실천한다면 일상을 힘들게 했던 여러 증상에서 벗어날 수 있을 것이다. 그러니 절대 좌절하거나 걱정하지 않길 바란다. 당신의 삶은 지금보다 훨씬 나아질 수 있다.

차례

추천의 글 당신의 삶은 지금보다 훨씬 나아질 수 있다 · 4

머리말 '골반저 건강'을 건강관리 목록 가장 첫 줄로 · 8

1장
골반저의 해부학적 구조 이해하기
골반저 건강이 여성 건강의 핵심이다 · 14

2장
몸이 보내는 메시지에 주목하자
골반저가 무너지면 생기는 문제들 · 28

3장
원인을 알면 답이 보인다
골반저 장애의 원인 바로 알기 · 60

4장
골반저 장애를 일으키는 위험 요인
임신과 출산은 골반저에 어떤 영향을 미칠까 · 98

5장 골반저 장애가 정신건강에 미치는 영향
삶의 질까지 해치는 골반저 장애 · 132

6장 일상생활 중 가볍게 실천한다
골반저를 강화하는 관리 노하우 · 144

7장 매일 좋은 음식을 먹듯 골반저도 관리하자
골반저에 도움이 되는 '영양가 높은' 활동 · 190

8장 골반저 건강에 관한 Q&A
자주 하는 질문과 조언 · 212

부록 1 골반기저근을 강화하는 운동법 · 225
부록 2 우리 몸의 핵심 근육 바로 알기 · 230
부록 3 세계적인 골반저 전문가들의 조언 · 233
감사의 글 · 244
주 · 246

'골반저 건강'을
건강관리 목록 가장 첫 줄로

당신은 지금까지 치과에 몇 번이나 방문했는가? 아마 1년에 최소한 번 아니면 두 번 정도는 치과에 가봤을 것이다. 어려서부터 우리는 구강 건강이 얼마나 중요한지 귀에 딱지가 앉도록 들어왔다. 하루에 적어도 두 번은 양치질을 하고, 치실로 꼼꼼히 관리하고, 정기적으로 치과에 가서 검진을 받아야 한다는 조언도 들었을 것이다. 당신은 구강 건강과 마찬가지로 골반저 건강도 꾸준히 관리해야 한다는 사실을 알고 있는가? 어쩌면 당신은 지금 골반저 물리치료사에게 치료를 받고 있어 이 책을 구입했을지도 모른다. 아니면 요실금이나 골반 통증, 골반 장기 탈출증 등과 같은 골반저 장애를 겪고있어 치료 방법을 찾다 이 책을 만났을지도 모른다.

  이 책은 우리가 여성이기 때문에 직면할 수 있는 골반저 관련 문제를 정확하게 인식할 수 있도록 안내할 것이다. 또한 각자 자신에게 적합한 치료 방법을 발견할 수 있도록 올바른 방향을 제시할 것이다. 골반저는 우리 신체에서 아주 중요한 부분이다. 따라서 월경을 시작할 때부터 골반저 건강이 얼마나 중요한지 알고 제대로 관리할 수 있도록 교육받았어야 했다. 골반저의 정확한 기능은 물론 어떻게 하면 골반저 건강을 지킬 수 있는지도 월경주기와 함께 체계적으로 교육받았어야 한다.

또한 골반저를 관리하는 방법에 대해 정확히 알고, 골반저의 기능을 방해할 수 있는 위험 요인에 관해서도 알아야만 한다. 치과 의사가 당분이 많이 함유된 식품을 섭취하거나 양치질을 제대로 하지 않으면 잇몸이 상하고 충치가 발생할 수 있다고 설명해주는 것처럼 말이다. 여성 건강을 안내하고 책임지는 전문가들은 평상시 자세와 화장실에서의 자세, 배뇨와 배변 습관 등 일상생활에서 골반저 건강을 위협하는 요인을 자세히 알려주어야 한다. 또한 임신과 출산 등의 경험이 골반저 기능에 위험 요소로 작용할 수 있다는 점과 골반저의 이상 증상을 유발하는 원인이 될 수 있다는 사실까지 가르쳐주어야 한다.

2020년 영국의 한 연구에 따르면, 수천 명에 달하는 여성이 부적절한 질식 그물망 수술(Vaginal Mesh Surgery, 질 쪽으로 그물망을 넣은 뒤 고정시켜 장기를 받치는 교정술)을 받고 나서 합병증으로 인해 극심한 통증에 시달리고 있다고 한다. 이러한 결과는 여성의 골반저 건강이 얼마나 중요한 사안으로 다뤄져야 하는지, 여성들이 느끼는 고통이 얼마나 신속히 사회적으로 인정되어야 하는지를 보여준다.

어쩌면 여성들은 다양한 선택 사항을 고려할 수 있는 기회를 박탈

당하고 있는지도 모른다. 사전에 충분히 예방하고 최소화할 수 있는 골반저 장애에 시달리다 결국은 수술을 선택할 수밖에 없는지도 모른다. 이는 많은 여성이 자신의 증상에 관해 정확히 인지하지 못하고 있다는 뜻이기도 하다. 하지만 다행스럽게도 세계적으로 골반저 건강의 중요성과 적절한 치료 방법을 교육하고, 표준적인 치료에 접근하고자 하는 움직임이 서서히 일어나고 있다. 하지만 이런 움직임이 완전히 자리를 잡기까지는 다소 시간이 걸릴 것이다. 그렇게 되기까지 우리 스스로 골반저 건강에 관해 공부하고, 문제를 해결해 나가기 위해 노력해야 할 것이다.

골반저 기능이 제대로 작동하지 않으면 생명의 위협을 느낄 만큼은 아니더라도 삶의 질은 확실히 떨어질 수밖에 없다. 이를테면, 당신은 화장실을 기준으로 외출 계획을 세운 적이 있는가? 출근 준비를 하는데 화장실에 가야 해서 지각했던 경험은 없는가? 온전히 한 가지 활동에 집중하지 못할 만큼 심한 통증에 시달린 경험은 없는가? 혹은 당신이 골반저 기능의 저하로 이런저런 증상에 시달리고 있다는 사실을 다른 사람들이 알게 될까 두려워 그 사실을 감추기 위해 항상 검은색 '요실금 유니폼'을 착용하거나, 속옷을 겹쳐 착용하거나, 가방에 여분의 옷을 따로 챙겨 다니는 등의 노력을 하고 있지는 않은가?

어쩌면 당신은 골반저 장애 증상이 갑자기 악화되어 예상치 못한 사고가 발생하면 어쩌나 두려워서 약속이나 운동 등을 피하고 있는지도 모른다. 수치심과 당혹감으로 다른 사람, 심지어 배우자에게

조차 이런 증상을 비밀로 하고 있다면 친밀했던 관계가 끊어지고 정신적으로도 큰 고통을 겪을 수밖에 없다.

많은 사람이 요실금 증상을 무시하거나, 가볍게 넘긴다. 어쩌면 당신도 이 정도는 누구나 겪는 거라 생각할지 모른다. 요실금 패드 광고에는 '요실금 증상을 우리 스스로 해결하거나 치료할 수 없다'는 메시지가 담겨 있다. 또 그런 인식이 알게 모르게 우리 머리에 남아 요실금 증상을 꼼꼼하게 살피면서 해결하기 위해 노력하기보다는 일단 요실금 패드부터 착용하면 된다고 생각할 수도 있다.

많은 여성이 골반저 장애 증상을 완화하는 데 결정적인 해결책은 없을 거라 단정한다. 어떤 여성들은 골반저 장애 증상을 심각한 문제로 인식하지만, 누구에게 도움을 요청해야 하는지 모르거나 막연한 두려움을 느끼고 있을 수도 있다. 그러다 보면 골반저 장애 증상을 치료할 적절한 시기를 놓치거나 다른 질환까지 이어질 수 있다.

2018년 영국 국립보건임상평가연구소(National Institute for Health and Care Excellence, NICE)에서 조사한 자료에 따르면, 여성 4명 가운데 1명은 골반저 장애 증상을 경험하고 있다. 아마도 많은 여성이 아기를 출산하고 나서 처음으로 골반저 기능이 얼마나 중요한지 인지했을 것이다. 골반저 기능이 출산 전과 같이 회복되지 못했다고 느끼거나 수년간 원치 않는 요실금이나 골반기저근의 감각 기능의 변화, 골반 통증 등에 시달리면서도 혼자 묵묵히 그 고통을 견뎌왔는지도 모른다.

당신이 어떤 증상을 겪고 있든지 간에 이 책은 당신에게 반드시 필요한 도움을 줄 것이다. 이 책에서는 골반저 전문 물리치료사와 전문의, 필라테스 강사, 연조직 치료사 등 여러 전문가가 골반저 기능을 강화하는 데 유익한 정보를 알려줄 것이다. 지금 당장 현실적으로 실행할 수 있는 운동과 삶의 질을 향상시킬 수 있는 방법 또한 제공할 것이다.

사실 골반저 장애는 모든 사람이 부담 없이 쉽게 터놓고 이야기할 수 있는 질환은 아니다. 또한 골반저 장애는 통증과 외상, 수치심과도 관련이 있다. 때로는 골반저 장애 증상에 시달리다 전문의에게 도움을 요청하지만, 크게 고려할 가치가 없는 질환으로 무시당하는 경우도 많다. 게다가 인종, 문화, 종교, 성정체성 등과 같은 사항을 설명해야 하는 상황이라면, 더더욱 자신의 증상을 편안하게 이야기하기 힘들 것이다. 그러다 보면 외딴섬에서 홀로 따로 떨어져 생활하듯 자발적으로 사회적 관계를 중단하고 외롭게 살아가기도 한다. 이는 결코 과장된 말이 아니라 골반저 장애 증상에 시달리는 사람들에게 흔히 나타나는 현상이다.

이 책은 골반저 장애 증상을 완화하기 위해 긍정적인 선택 사항을 고려할 수 있도록 도와줄 것이다. 혹은 골반저 장애 증상을 완화해 행복한 삶을 살 수 있도록 새로운 해결책이 되어줄 것이다. 이 책은 나의 경험은 물론 골반저 건강관리를 함께한 의뢰인의 사례, 전문가들의 연구 결과를 모아 집필한 것이다. 나는 이 책을 통해 골반저 물리치료의 모범 사례를 알려주고, 당신이 매일 실천해야 하는 주요 목록에서 골반저 건강관리를 맨 위에 올려놓을 수 있도록 용기를 불어넣을 것이다.

　또한 골반저의 해부학적 구조와 골반저 기능, 전신 역학과 신체적 건강, 정신건강과 행복에 영향을 미치는 주요 요인 등에 관한 정보를 이해하기 쉽게 제공할 것이다. 골반저 장애 증상에 시달리는 여성들이 직접적으로 언급하기를 꺼리는 심리적인 부분까지 조언하려 한다. 이 책에서 제시하는 것을 꾸준히 실천한다면 골반저 기능을 강화하고 삶의 질까지 끌어올릴 수 있을 것이다. 당신이 골반저 건강관리를 위해 스스로 공부하기로 결심한 것에 뜨거운 박수를 보낸다. 이제 골반저 건강은 전적으로 우리 자신에게 달려 있다는 사실을 명심하자!

킴 보프니

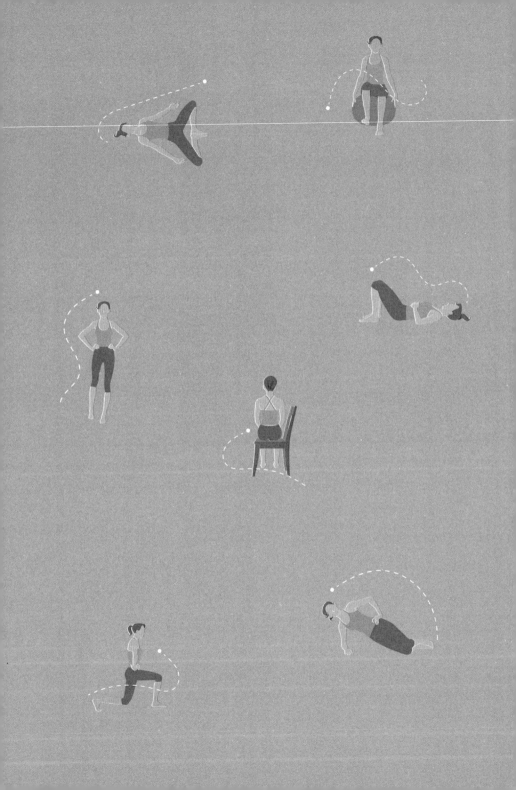

1장

골반저의 해부학적 구조 이해하기

골반저 건강이
여성 건강의 핵심이다

골반저(골반 바닥)의 해부학적 구조를 이해하는 과정은 우리가 건강하고 의욕적인 삶을 살아갈 수 있도록 골반저를 강화할 능력을 갖춰가는 첫 번째 단계다. 우리의 신체는 골반을 주축으로 지탱되지만, 우리는 그동안 일상의 다양한 움직임 속에서 신체를 지탱해주는 골반을 세심하게 살피지 못했다. 이번 장에서는 '골반저 건강관리팀'에 속하는 주요 신체기관을 상세히 분석할 것이다. 골반저 건강관리팀은 따로 분리된 상태에서는 작동하지 않으며, 주요 기관이 각자 중요한 역할을 맡고 있다. 골반저의 근육망을 보다 깊이 이해하고 싶다면, 18쪽의 해부학적 구조를 살펴보길 바란다.

우리 몸의 균형을 잡아주는 골반

당신은 우리 신체에서 골반이 정확히 어디에 있는지 아는가? 당신의 신체는 지금 골반을 주축으로 지탱하여 의자에 앉아 있을 것이다. 골반은 신체의 균형을 잡아주는 주춧돌이자 모든 움직임의 충격을 완충하는 충격 흡수기 역할을 한다. 또한 산모가 아기를 출산할 때 아기가 세상 밖으로 나오기 위한 개찰구가 되기도 한다. 골반은 엉덩뼈(장골, 골반의 양쪽 가장 상단부에 위치하며 앞쪽에서 느낄 수 있는 뼈 조직)와 궁둥뼈(좌골, 골반의 양쪽 아랫부분을 구성하며 앉을 때 바닥에 닿는 뼈 조직), 두덩뼈(치골, 궁둥뼈의 앞쪽에 위치한 뼈 조직)로 각각 두 개씩 구성되어 있으며, 이 뼈 조직은 모두 연결되어 있다. 또한 엉치뼈(천골)는 골반의 뒤쪽에서 천장 관절과 연결되어 있다. 골반은 골반기저근이 잘 연결될 수 있도록 발판을 형성한다.

골반 내부의 장기를 보호하는 골반저

골반저는 골반강을 가로지르는 해먹 모양의 탄력 있는 근육을 형성하며, 방출해도 되는 순간 혹은 방출을 원하는 순간까지 체액이 방출되지 않도록 골반 내부 장기를 지지하고 보호하는 역할을 한다. 골반저에는 골반의 뼈와 연관된 모든 결합 조직과 인대, 혈관, 힘줄, 신경, 근육이 집합적으로 분포하고 있다.

골반저는 실제로 하나의 근육이 아니라, 골반 앞쪽의 두덩결합(치골결합)에 연결되는 세 개의 근육층과 골반 뒤쪽의 꼬리뼈(엉치뼈 아래로 달린 척추의 맨 아랫부분), 골반의 양쪽 아랫부분을 구성하는 두 개의 궁둥뼈로 이뤄져 있다. 골반저의 주요 기능으로는 체액과 노폐물이 빠져나가는 현상을 막는 기능과 골반 내부 장기를 지지하고 보호하는 기능이 있다.

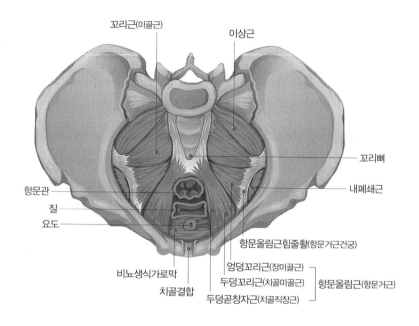

꼬리근(미골근)

이상근

꼬리뼈

항문관

질

요도

내폐쇄근

항문올림근힘줄활(항문거근건궁)

비뇨생식가로막

엉덩꼬리근(장미골근)

치골결합

두덩꼬리근(치골미골근)

항문올림근(항문거근)

두덩곧창자근(치골직장근)

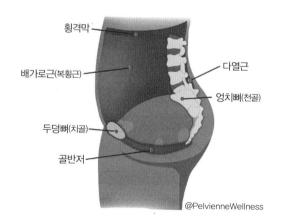

횡격막

배가로근(복횡근)

다열근

엉치뼈(천골)

두덩뼈(치골)

골반저

골반과 척추의 안정성을 유지하는 골반기저근

골반기저근은 코어Core(우리 몸의 중심부를 의미하며, 흔히 상체와 하체를 연결하는 배, 허리, 엉덩이, 골반을 통칭한다.) 내의 움직임을 조절하고 안정시키는 역할을 하는 심부 근육 그룹 중 하나이다. 심부 근육 그룹은 골반기저근과 횡격막, 배가로근, 다열근으로 구성되어 있다. 그중에서 골반기저근은 복벽에 긴장감을 유발하고 척추와 골반을 안정시키는 데 효과적인 '코어 호흡'과 밀접한 관련이 있다.

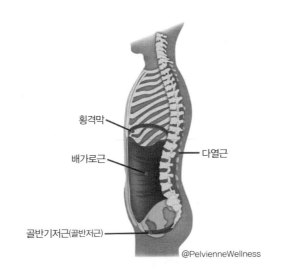

골반기저근에는 대략 65%의 '저속 연축근 섬유'와 대략 35%의 '고속 연축근 섬유'가 존재한다. 고속 연축근 섬유는 재빠르게 움직이고 급속하게 지치는 단거리 달리기 선수와 같으며, 점프나 기침, 재

채기를 할 때 소변이 누출되는 증상을 막는 역할을 한다. 저속 연축근 섬유는 서서히 꾸준하게 움직이며 쉽게 지치지 않는 장거리 마라톤 선수 같으며, 하루 내내 끊임없이 골반 내부 장기를 강력하게 지지하고 보호하는 역할을 한다.

횡격막과 골반기저근은 골반과 척추의 안정성을 관리할 수 있도록 심복부와 함께 작동한다. 어린아이를 안아 올리거나 무거운 물건을 들어 올릴 때, 골반기저근과 하복부 근육망은 척추를 지지하고 보호하며 소변이 누출되는 증상을 막는다. 골반기저근은 점프나 기침을 할 때 빠르고 강하게 수축하며, 여러 자세를 취할 때 골반과 척추의 안정성을 관리하는 역할을 한다. 골반기저근의 대표적인 역할은 다음과 같다.

- 안정성 유지 골반기저근은 척추와 골반의 안정성을 관리하는 역할을 한다.
- 장기 지지와 보호 골반기저근은 방광과 자궁, 내장 등 골반 내부 장기를 지지하고 보호하는 역할을 한다.
- 배설 억제 괄약근이 굳게 닫히면 소변이 조금도 흘러나오지 못하므로, 골반기저근은 배설 억제 능력을 관리하는 문지기 역할을 한다.
- 성적 만족감 골반기저근은 성적 반응과 성적 쾌락에서도 중요한 역할을 담당한다.

호흡과 관련된 가장 중요한 근육, 횡격막

횡격막은 호흡운동에 관여하는 호흡근 중에서 가장 중요한 근육이며, 코어의 지붕에 해당한다. 반대로 골반기저근은 코어의 바닥에 해당한다. 숨을 들이마시면, 횡격막이 아래로 내려가고 폐가 팽창하면서 공기가 폐 안으로 들어온다. 숨을 내쉬면, 횡격막이 다시 위로 올라가고 폐가 수축하면서 폐에서 공기가 밖으로 나간다. 이상적으로 기능할 수 있는 코어를 갖춘 상태에서 골반기저근은 코어 호흡을 실행할 때마다 횡격막과 함께 시너지 효과를 발휘한다.

- 숨을 들이마시면 횡격막이 길게 늘어나면서 아래로 내려가고, 골반기저근도 길게 늘어나면서 아래로 내려간다.
- 숨을 내쉬면 골반기저근이 수축하면서 위로 올라가고, 길게 늘어났던 횡격막도 수축하면서 다시 위로 올라간다.

골반기저근과 횡격막은 서로 시너지 효과를 발휘하며 아름다운 춤을 추는 듀오와 같다. 다시 말해 횡격막이 정확히 움직이도록 코어 호흡을 제대로 실행하지 않는다면, 골반기저근 또한 최적으로 작동하지 않을 것이다. 골반기저근이 최적으로 작동하도록 평상시 자세와 신체 정렬을 탐구하는 과정은 책의 후반부에서 다루도록 한다(110쪽).

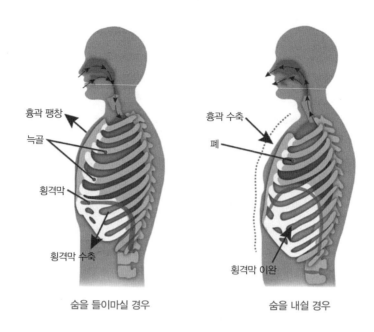

흉곽 팽창	흉곽 수축
늑골	폐
횡격막	
횡격막 수축	횡격막 이완
숨을 들이마실 경우	숨을 내쉴 경우

공기의 배출을 돕는 배가로근

배가로근(Transversus Abdominis, TvA)은 복벽을 구성하는 근육층으로 가장 심부층에 위치하며, 척추와 골반의 안정성을 엄격하게 관리하는 역할을 한다. 또한 골반저와 더불어 작동하며, 기침이나 재채기를 할 때 공기의 배출을 돕는다. 지금 당장 한 손을 아랫배에 올려놓고 기침을 조금씩 해보도록 한다. 그러면 배가 즉각 안으로 들어가는 현상을 느낄 것이다.

배가로근은 안쪽(척추 쪽 방향)과 바깥쪽(척추의 반대 방향)으로 작동하며 '코어근육 관리'에 필수적인 근육의 긴장 상태를 일으키고,

신체가 매일 가중되는 근육의 긴장도에도 잘 견딜 수 있게 한다. 배가로근은 신체를 움직일 때와 움직이지 않을 때에도 척추와 골반 내부 장기를 지지하고 보호할 수 있도록 상황에 따라 각기 다른 양의 근육 긴장 상태를 일으킨다.

그런데 근육의 긴장도가 너무 높으면 골반 내부 장기에 하향 압력을 가할 수 있으며, 이런 현상은 요실금이나 골반 장기 탈출증의 원인으로 작용할 수 있다. 반대로 근육 긴장도가 너무 낮으면 복강 내압을 관리할 수 없게 될 수도 있다. 예를 들어, 무거운 물건을 들어올리거나 바닥에서 일어나는 행동과 같이 신체에 힘이 가해질 때 척추와 골반의 안정성을 제대로 관리하지 못할 수 있다. 이런 현상은 척추와 복부를 지지하는 근육의 긴장도가 부족하다는 사실을 의미한다.

척추와 골반을 지지하는 다열근

다열근은 척추 양 측면을 따라 내려가 척추와 골반을 지지하고, 또한 골반저, 배가로근과 함께 움직이며 시너지 효과를 발휘한다. 다열근이 약해지면 요통의 원인으로 작용할 수 있다. 요통이나 골반 통증은 근육 약화에 따라 주기적으로 발생할 수 있다. 다열근은 평소 습관이나 잘못된 자세 때문에 약해지거나 탄력성을 잃게 되고, 이로 인해 천장 관절(Sacroiliac, SI) 통증이 발생할 수 있다.

코어 기능과 골반저 기능의 연관성

골반저 기능이 최적으로 작동한다는 의미는 배설 자제력이 강하고, 통증 없이 전신을 원활하게 움직인다는 뜻이다. 코어 기능이 최적으로 작동한다면, 누구라도 전신의 움직임을 예측하고, 조정하고, 균형적으로 안정화할 수 있다. 전신을 앞으로 숙이고 무언가를 들어 올릴 때, '코어'는 신체가 실제로 행동을 실행하기 전부터 이미 전신을 앞으로 숙이고 무언가를 들어 올리려 한다는 사실을 인지한다. 코어는 전신의 움직임을 예측하고 신체를 준비시킨다. 이처럼 코어가 전신의 움직임을 미리 예측하는 능력은 골반저 기능이 최적으로 작동하는 데 매우 중요한 열쇠가 된다. 골반저 기능이 잘못되어 엉망으로 작동하고 있다면, 코어가 전신의 움직임을 예측하는 능력을 상실한 경우가 많다.

----- 기억할 것! -----

신체는 믿을 수 없을 정도로 현명해서 우리가 귀담아들어야 할 중요한 메시지를 전달한다. 신체 내부의 기능에 관심을 갖고 더 많이 공부할수록 신체의 어떤 기능이 원활하게 작동하지 않는 이유를 정확하게 파악할 수 있다. 그다음에는 건강한 상태로 돌아가기 위해 무엇을 어떻게 변화시켜야 할지 그 해답을 찾아낼 수 있을 것이다.

골반기저근을 강화하는 운동

골반기저근은 척추와 골반을 안정적으로 관리하고 장기를 보호하는 역할을 한다. 또한 배설과 성적 만족감에도 영향을 미친다. 따라서 골반기저근이 정상적인 기능을 할 수 있도록 평상시 꾸준한 관리가 필요하다. 골반기저근 운동이 낯설고 생소하다면, 먼저 편안하게 휴식을 취할 수 있는 자세부터 취하면 좋다. 편안하게 누워서 무릎을 구부려 양발을 바닥에 평평하게 대면 골반저에 중력이 덜 가해지므로, 골반기저근을 발견하기가 훨씬 더 수월해진다. 편안하게 눕거나 몸을 꼿꼿이 세우고 앉은 자세에서 다음의 운동을 반복적으로 실행하도록 하자.

기초 운동

① 배와 턱의 긴장을 풀고, 편안한 상태에서 숨을 깊게 들이 마신다.

② 숨을 깊게 내쉬면서, 방귀를 참으려는 느낌으로 항문을 강하게 수축하고 위로 힘껏 끌어 올린다. 항문을 끌어 올리는 힘을 앞쪽으로 이동해 소변을 참는 느낌으로 골반기

저근을 강하게 수축하고 위로 힘껏 끌어 올린다.

③ 골반기저근을 강하게 수축해서 위로 힘껏 끌어 올린 상태를 그대로 유지하되, 어깨와 엉덩이의 긴장을 푼다.

④ 골반기저근을 최대한 위로 끌어 올린 상태를 5초 또는 시간을 늘려 최대 10초 동안 그대로 유지한다.

⑤ 5초 동안 숨을 깊게 들이마시면서 골반기저근의 힘을 완전히 빼고 긴장을 푼 채 편안하게 휴식을 취한다.

⑥ 다시 말해 ①에서 ⑤의 과정은 골반기저근을 강하게 수축해서 최대한 위로 힘껏 끌어 올리고 그 상태를 10초 동안 유지한 다음, 5초 동안 골반기저근에 힘을 완진히 빼고 긴장을 푼 채 편안하게 휴식을 취하는 것이다. 이 과정을 10회 반복한다.

⑦ 10회 세트를 매일 3회 정도 실시하면 가장 좋지만, 일단 단 한 번만 시도하더라도 대단히 훌륭한 출발이다.

이 운동이 익숙해지면 그 다음으로는 골반기저근을 더 빨리 강하게 수축하고 최대한 위로 힘껏 끌어 올리는 심화 훈련을 지속적으로 반복해야 한다. 다음과 같은 과정이 완전히 익숙해지기까지는 다소 어렵게 느껴질 수 있지만 꾸준히 시도해 보자.

심화 운동

① 주기적으로 빠르고 짧게 움직이는 방식으로 골반기저근을 강하게 수축해서 최대한 위로 힘껏 끌어 올리고, 한층 더 꽉 조이고, 힘을 풀고, 꽉 조이고, 힘을 푸는 동작을 각각 1~2초 동안 유지한다. 이 과정을 10회 반복한다.

② 골반기저근을 빠르고 짧게 수축하는 동작 사이에는 긴장을 풀고 힘을 완전히 빼도록 한다.

③ 골반기저근을 빠르고 짧게 수축하는 '심화 운동'과 천천히 길게 수축하는 '기초 운동'을 매일 반복해야 한다. 각각 10회 반복하고, 하루에 3회 정도 실시한다.

이제 당신은 소중한 신체 기관인 골반기저근을 튼튼하고 건강하게 관리하는 운동 방법을 정확히 알게 되었다. 다음 장으로 넘어가기 전에 이 운동을 잠시 실행해보면 어떨까?

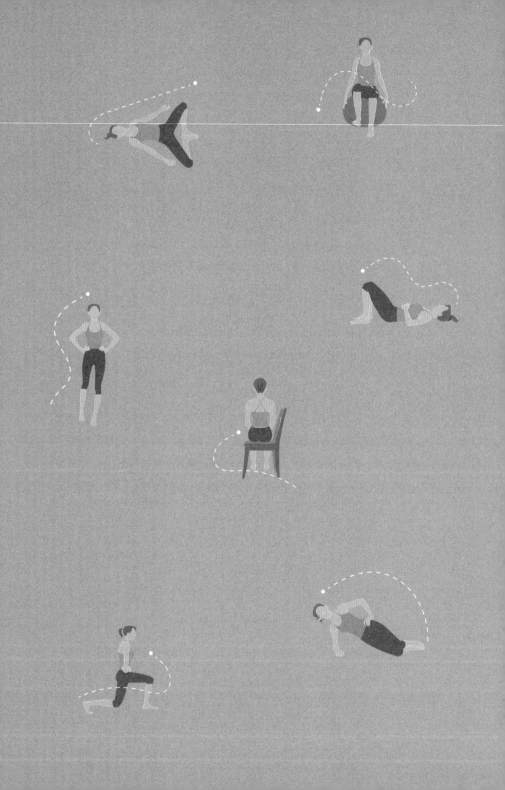

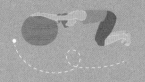

2장

몸이 보내는 메시지에 주목하자

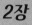

골반저가 무너지면
생기는 문제들

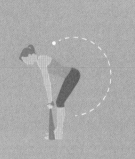

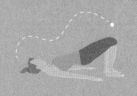

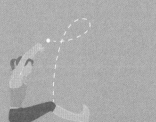

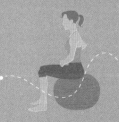

골반저의 기능이 제대로 작동하지 않으면, 어떤 문제가 발생할까? 골반저 기능 장애를 정확히 이해한다면 언제 어떤 도움을 요청해야 할지 제대로 파악하고 증상을 치료하는 데도 도움이 될 것이다. 골반저 장애 증상이 마법처럼 어느 날 갑자기 호전되지는 않는다. 하지만 골반저가 전하는 중요한 메시지를 무시하지 않는다면, 충분히 호전될 가능성이 있다. 우리는 평생 골반저를 애정 어린 관심을 갖고 보호하고 관리해야 한다. 이 점을 염두에 두고 이번 장을 자세히 살펴본다면, 당신이 겪고 있는 증상에 대해 좀 더 명확하게 이해하고, 문제를 해결할 수 있는 방법을 찾을 수 있을 것이다.

흔하지만 말할 수 없는 고통, 요실금

요실금은 원하지 않을 때도 자신의 의지와 무관하게 소변이 아무 때나 몸 밖으로 누출되는 현상을 말한다. 누군가는 요실금을 '방광에서 소변이 소량 누출되는 증상' 또는 '재채기를 할 때 어느 정도의 시점에서 소변이 나오는 증상', '재채기를 하는 동시에 소변이 소량 누출되는 증상'이라고 말할 것이다. 하지만 사실을 말하자면 '소변의 양과는 상관없이 소변을 보려고 하지 않았는데 자신의 의도와 상관없이 소변이 흘러나오는 모든 현상'을 요실금이라고 한다.

요실금은 인생이 뒤바뀔 만큼 견디기 힘든 정신적 고통을 안겨줄 수 있으며, 노년층이 요양병원에 입원하는 주요 원인이 되기도 한다. 이러한 사실을 인지하고 미래의 모습을 상상해보자. 나이가 들어 지난날을 돌이켜보며, 고통스러운 요실금을 굳이 참고 견딜 필요가 없었으며, 실제로 요실금 증상을 호전시킬 수 있는 기회가 많았다는 사실을 떠올린다면 기분이 어떨까? 건강한 신체를 유지하기 위해 젊은 날의 당신은 어떤 결정을 내려야 했을까?

많은 사람들이 "저는 점프할 때만 소변이 아주 조금 나와요." 혹은 "저는 그저 달리기할 때만 소변이 약간 흘러나와요."라고 말한다. 이런 증상을 대수롭지 않게 생각하거나 자신의 증상을 '요실금'이라 쉽게 인정하고 싶지 않을 것이다. 하지만 요실금은 실제로 아주 흔한 증상이며, 이것을 애써 받아들이고 불편함을 느끼며 살아갈 필요도 없다. 좋은 소식을 한 가지 전하자면, 요실금은 불치병이 아니며 치료가 확실히 보장된다는 점이다.

방광은 보통 체액(소변)을 400~700㎖ 정도 저장한다. 방광에 소변이 150~200㎖ 정도 저장되면 소변을 보고 싶은 충동(또는 징후)을 느낄 것이다. 방광에 소변이 가득 찰수록 요의를 강하게 느낀다. 소변량과 요실금 증상, 수분 섭취량을 추적 관찰하면 요실금 증상을 완화하거나 없애는 데 도움이 된다. '방광 일지'를 세밀히 작성하는 것은 요실금 증상뿐만 아니라 우리 몸에 유입되는 체액량과 배출되는 체액량을 추적 관찰하는 데도 상당히 훌륭한 방법이다.

이런 이유로 나는 당신이 3일 동안 방광 일지를 꼼꼼하게 작성해보길 권한다. 변기 옆에 소변을 측정하는 계량기를 설치하거나 간이 소변기를 사용하면, 평소 소변량이 얼마나 되는지 곧바로 방광일지에 기록할 수 있다. 평소 소변 줄기가 끊어지듯 찔끔찔끔 나오거나, 소변 줄기가 연속적으로 나오지 않는다면 골반기저근 장애의 징후일 수 있고, 방광탈출증일 가능성도 있다. 이와 관련된 내용은 앞으로 자세히 다룰 것이다.

며칠 동안 소변을 얼마나 자주 보고 어떤 식품과 음료를 섭취하는지 추적 관찰하면 요실금의 원인이 될 가능성이 큰 잠재적인 방광 자극성 식품이나 소변을 보는 배뇨 습관을 정확히 알 수 있다. 소변을 보는 빈도수는 개인에 따라 매우 다양하지만, 보통 하루에 2.5~4시간마다 한 번씩 방광을 비우는 배뇨 습관을 정상으로 여긴다. 혹시라도 당신이 정상적인 소변 빈도수보다 훨씬 더 자주 소변을 본다면, 자신이 섭취하는 식품이나 음료가 방광을 자극할 가능성이 큰지, 단시간에 음료를 다량 섭취하는 건 아닌지, 집을 나서기전 여러 번 자주 소변을 보거나 중요한 일을 앞두고 '혹시나 하는 마음으로' 소변을 보는 잘못된 배뇨 습관을 가지고 있지는 않은지 파악해야 한다.

최소 3일 정도 방광 일지를 세심하게 작성한다면, 평소 배뇨 습관과 섭취하는 식품을 추적 관찰해 요실금을 일으킬 가능성이 큰 잠재적인 방광 자극성 식품 섭취를 줄일 수 있을 것이다. 또한 요실금

을 해결하는 데 도움이 될 만한 식품을 섭취해 배뇨 습관을 개선할
수도 있다.

복압이 차면 생기는 복압성 요실금

웃거나, 기침을 하거나, 재채기를 하거나, 달리거나, 점프를 하거
나, 의자에서 일어설 때 소변이 누출되는 증상을 경험한다면, '복압
성 요실금'일 가능성이 크다. 복압성 요실금은 괄약근이 굳게 닫히
는 속도가 느리기 때문에, 즉 골반저가 재빠르게 문을 닫지 못하기
때문에 발생하는 복강내압 관리 장애의 결과일 수 있다(복강내압에
관한 설명은 35쪽을 참조하길 바란다). 혹은 복압성 요실금은 골반기저
근을 수축하는 힘이 약하기 때문에, 즉 소변이 누출되는 증상을 막
도록 골반저가 문을 완전히 닫을 만큼 강력하지 못해서 발생하는
문제일 수도 있다.

요실금은 자세 균형에도 영향을 미칠 수 있다. 2017년 한 실험 연
구에서[1] 50~55세의 요실금에 시달리는 여성 18명과 요실금 증상이
없는 여성 12명을 대상으로 실험 연구를 실시했다. 방광이 소변으
로 가득 찬 채 눈을 뜨고 서 있기, 방광이 비어 있는 상태로 눈을 뜨
고 서 있기, 방광이 소변으로 가득 찬 채 눈을 감고 서 있기, 방광이
비어 있는 상태로 눈을 감고 서 있기의 네 가지 다른 조건으로 60초
간 자세 균형을 조정하는 것이다.

실험 결과에 따르면, 요실금에 시달리는 여성들은 방광이 소변으로 가득 찬 채 서 있는 동안 요실금 증상이 없는 여성보다 자세 균형을 조정하는 데 훨씬 큰 어려움을 겪었다. 이 연구 결과는 요실금에 시달리는 사람들이 매번 운동을 하기 전에 소변을 꼭 봐야 하거나, 소변을 보고 싶어하는 이유를 뒷받침한다. 자세 균형을 조정해야 하는 운동은 방광이 비어 있는 상태로 실행하는 것이 훨씬 더 편안하고 쉬울 것이다. 하지만 정말로 소변을 봐야 하는 상황이 아니라면 이런 운동을 하기 위해 굳이 화장실에 가서 소변을 미리 보고 방광을 완전히 비울 필요는 없다.

요실금 유병률은 완경기와 에스트로겐 감소, 운동성과 민첩성 감소, 앉아서 생활하는 시간의 증가 등과 관련 있다. 요실금은 나이가 들수록 증가하지만, 단순히 노화만의 문제가 아니라는 사실에 주목해야 한다. 요실금 유병률은 30~39세 여성이 28%, 80~90세 여성이 55% 정도로 나타난다. 과체중과 우울증, 당뇨병, 임신, 출산과 같은 다른 요인도 젊은 여성들의 요실금 유병률에 영향을 끼칠 수 있으며, 자궁절제술은 온전히 요실금 유병률과 관련이 있다.[2] 요실금은 운동선수들한테서도 흔히 나타난다. 운동선수들의 요실금 유병률을 살펴보면, 출산 경험이 없는 운동선수는 28%, 트램펄린 선수는 85%, 체조 선수는 67%, 테니스 선수는 50% 정도다.[3]

요실금 유병률 통계에서 주목해야 하는 한 가지 주요 사항은 요실금 유병률 수치가 의학적으로 보고된 사례만 기반으로 한다는 점이다. 이 통계는 요실금 증상에 시달리면서도 도움을 요청하지 않는 사람들의 엄청난 요실금 유병률 수치까지는 고려하지 않은 것이다. 여성들은 일반적으로 요실금 증상을 방치한 채 평균 7년 정도 힘들게 생활한다. 여성들이 도움을 요청하지 않는 이유는 치료 방법을 제대로 파악하지 못하고 오로지 수술로만 요실금을 치료할 수 있다고 믿기 때문이다. 또한 전문의에게 요실금을 터놓고 진료받기가 쑥스럽거나 창피해서 치료를 포기하기로 마음먹었기 때문이다.

성性 건강 문제를 처음 학습하는 사춘기 소녀나 젊은 여성들이 요실금에 관한 정보까지 미리 학습한다면 얼마나 긍정적인 혜택을 얻을 수 있을지 생각해봤는가? 이런 정보는 요실금으로 고통스러워하는 사람들이 도움을 청하기로 결심하는 데 중대한 영향을 미칠 수 있다. 이런 정보를 더 빨리, 더 많이 접할수록 요실금을 누구에게 상담해야 할지 정확하게 알 수 있으며, 도움을 요청하는 순간에도 좀 더 자신감을 가질 수 있을 것이다.

복강내압이란 무엇일까

복강내압(Intra-abdominal Pressure, IAP)은 횡격막과 골반저 사이의 공간에서 지속적으로 발생하는 압력이다. 복강내압은 숨을 들이마시든 숨을 내쉬든 흉강과 복강의 팽창에 저항하는 복벽의 근육에 따라 변동한다. 복강내압이 갑작스럽게 증가하면 심부 근육인 골반기저근과 횡격막, 배가로근, 다열근이 조절 가능한 범위를 넘어 힘이 추가로 발생하므로 소변이 누출되는 증상이 일어난다.

　우리의 신체는 중력과 반대로 작용해 물건을 들어 올리거나 움직이는 등 외부에서 가해지는 힘에 저항하며 매일 복강내압을 조절한다. 복강내압을 균형적으로 안정감 있게 조절하지 못하면 신체에 심각한 문제가 발생한다. 따라서 어떤 사람은 복강내압이 최대로 증가하는 것에 영향을 미치는 활동을 회피하는 방법을 선택하기도 한다. 언뜻 봤을 때는 이 방법이 논리적으로 타당해 보이지만 우리의 일상을 살펴보면 현실과 맞지 않다는 걸 알 수 있다. 한 실험 결과에 따르면, 우리가 하루에도 수없이 반복하는 '의자에서 일어나는 활동'에서 고강도 복근운동(크런치, 누워 있는 자세에서 복부에 힘을 주고 머리와 어깨를 바닥에서 말아 올리는 운동)보다 더 많은 복강내압이 발생한다.[4]

　2007년의 실험[5] 결과에 따르면, 크런치를 진행하는 동안 복부에 힘을 주고 숨을 참는 행동은 숨을 크게 내쉬는 행동보다 복강내압을 훨씬 더 많이 증가시키고, 크런치 운동은 다운워드 도그 요가 자세보다 복강내압을 덜 발생시켰다. 또한 기침을 할 때와 위로 힘껏 점프할 때의 복강내압은 거의 비슷했다.

일상에서 복강내압을 조절하는 법

기침을 하거나, 재채기를 하거나, 물건을 들어 올리거나, 허리를 구부릴 때(특히 어린아이를 안아 올릴 때처럼 허리를 굽혀 물체를 들어 올릴 때) 등 순간적으로 예기치 못한 요실금 증상이 발생할 때가 있다. 이처럼 당황스러운 순간을 피하려면 복강내압을 조절하는 요령을 습득해야 한다. 골반기저근이 건강한 상태라면, 골반기저근을 적절한 시기에 강하게 수축할 수 있다.

이런 수축 방식은 신체의 '반사적' 반응이라 할 수 있으며, 의식적으로 생각할 필요가 없는 이상적인 반응이다. 하지만 의식적으로 생각할 필요가 없다는 것이 골반저를 그다지 중요하게 여기지 않아도 괜찮다는 의미는 아니다. 골반저 장애 증상이 발생했다면, 골반저는 이미 골반기저근을 반사적으로 수축하는 기능을 상실했을 수도 있다. 그래서 골반저 기능을 회복하는 방법을 우리 스스로 습득해야 한다. 가장 좋은 방법은 복강내압을 조절하는 요령을 익히는 것이다.

골반기저근이 의식적으로 적절한 시기에 제대로 수축한다면 소변이 누출되는 증상을 막을 수 있다. 당신이 직접 실험해

봐도 좋다. 기침을 하기 직전에 골반기저근이 자동으로 수축하는 반응을 느낄 수 있는지 파악해보자. 골반기저근이 자동으로 수축하는 반응을 느낄 수 없다면, 골반기저근이 적절한 시기에 수축할 수 있도록 복강내압을 조절하는 요령을 꾸준히 연습해야 한다.

① 2초간 골반기저근을 빠르고 강하게 수축한 다음 재빨리 힘을 풀어주는 연습을 한다. 방법을 잘 모르겠다면 25쪽의 골반기저근 운동 방법을 다시 한번 보면서 요령을 확실히 파악한다.

② 기침을 하거나, 재채기를 하거나, 허리를 구부리거나, 물건을 들어 올리는 등 어떤 식으로든 복강내압을 증가시키는 행동을 하기 바로 직전에 골반기저근을 빠르고 강하게 수축한다. 예를 들어, "배가 몹시 아플 만큼 배꼽이 빠지도록 웃다가 바지에 소변을 봤다."는 말처럼 웃음이 터지기 바로 직전에 골반기저근을 빠르고 강하게 수축한다.

③ 골반기저근이 다시 원래의 기능을 찾을 때까지 의도적으로 반복해서 연습한다.

④ 평상시 화장실에서 소변을 배출하기 전에도 의식적으로 골반기저근을 수축하여 소변을 잠시 참는 훈련을 꾸준히

실행한다. 또한 소변을 완전히 보는 순간까지 골반기저근의 움직임을 인식하려 노력하자.

골반기저근을 빠르고 강하게 수축하는 연습을 반복적으로 실시했지만 시간이 지나도 골반기저근이 반사적으로 수축되지 않고 의도치 않게 소변이 누출되는 증상이 발생한다면, 복강내압을 증가시키는 행동을 취할 때마다 골반기저근을 제대로 지지하고 관리할 수 있도록 규칙적으로 연습한다.
이 훈련을 꾸준히 한다면 복강내압을 증가시키는 행동을 취할 때마다 골반기저근이 반사적으로 수축하는 데 큰 도움이 될 것이다.

우리는 일상에서 언제든지 복강내압을 증가시키는 행동을 취할 수 있으므로, 이때를 대비해 복강내압을 조절하는 요령을 끊임없이 연습해야 한다. 복강내압은 언제라도 증가할 수 있으며, 심지어 활동 수준이 낮을 때도 어느 정도는 증가할 것이다. 따라서 복강내압을 증가시키는 특정 활동이나 운동을 피하라는 제안은 최선의 대처 전략은 아닐 것이다. 예를 들어, 크런치를 무조건 피하는 대신 오히려 매일 아침 침대에서 일어날 때마다 적절한 크런치를 계속한다면 복강내압을 제대로 조절하는 요령을 훨씬 더 정확하게 습득할 수 있을 것이다.

실험 결과에 따르면, 복강내압은 같은 일을 할 때도 사람마다 각기 다르게 발생했다. 같은 동작을 할 때 어떤 사람은 복강내압이 아주 조금 증가했지만, 다른 사람은 복강내압이 상당히 많이 증가했다. 따라서 개인에 따라 복강내압이 다양하게 발생한다는 사실을 염두에 두고, 각자 자신의 신체에 적합한 운동을 선택하는 것이 중요하다. 골반저 전문 물리치료사에게 도움을 요청해 처음부터 골반기저근을 제대로 관리하는 것도 좋다. 또한 골반기저근 강화 훈련을 습득한 필라테스 강사나 개인 트레이너에게 지도를 받는 것도 도움이 될 것이다.

갑작스럽게 요의를 느끼는 과민성방광 증상

화장실을 다녀온 지 얼마 되지 않았는데도 화장실에 또 가야 할 것만 같은 느낌이 계속 드는가? 외출할 때도 주변의 화장실을 항상 확인하고 점검하는가? 아마 그럴 때는 소변을 보고 싶지만 간신히 참고 집에 왔을 즈음 더욱 강한 요의를 느낄 것이다. 과민성방광이 언제나 요실금 증상과 관련이 있는 것은 아니지만, 갑작스럽게 요의를 느끼거나 소변을 참지 못하고 누출하는 증상이 발생할 수도 있다.

어디에 가든 소변 때문에 불안하고 초조하다면, 삶의 질에도 악영향을 미칠 수 있다. 그러므로 과민성방광을 혼자 참고 견딜 게 아니라 전문의에게 진료를 받고 증상에 따른 처방을 받아야 한다. 과민성방광 증상이 충동성 요실금으로 발전할 수도 있기 때문이다.

배뇨 습관 훈련으로 치료할 수 있는 충동성 요실금

충동성 요실금은 과민성방광의 한 증상이다. 충동성 요실금은 복압성 요실금보다는 흔하지 않은 질환으로 갑작스레 소변을 보고 싶은 충동을 느끼는 특징이 있으며, 심할 경우 방광탈출증으로 이어질 가능성이 크다. 대부분 외출하고 집에 도착한 후 문 앞에서 비밀번호를 누를 때나 요의를 아주 약간 느끼다가도 화장실에 가까이 다가갈 때처럼 특정 활동과 관련되어 소변을 보고 싶은 충동을 강하게 느낄 것이다. 충동성 요실금 증상은 골반저 전문 물리치료사와 함께 관리하면 호전될 가능성이 크다. 이 증상의 핵심 치료법은 방광 일지를 꼼꼼히 작성하고 수분 섭취량을 관리하는 것이다. 소변을 보고 싶은 충동이 느껴질 때 심적 불안감과 초조함을 덜어내고 정상적인 소변 빈도수에 따라 방광을 비우는 배뇨 습관을 가지도록 관리해야 한다.

처음에는 방광을 재훈련하는 기간을 6주로 설정하고, 그 후에는 약물의 도움을 받을 수도 있다. 이때 방광 일지를 정확하게 작성한다면 정상적인 소변 빈도수에 비해 자신이 얼마나 자주, 갑작스레 소변을 보고 싶은 충동을 느끼는지 파악할 수 있다. 그다음은 느닷

없이 소변을 보고 싶은 충동에 반응할 것인지의 여부를 선택해야 한다. 이 단계에 도달하기까지는 시간이 다소 걸릴 수 있기에 골반 저 전문 물리치료사의 도움을 받는 것이 좋다.

화장실에 다녀온 지 한 시간밖에 되지 않았는데 또 요의를 느낀다면, 지금껏 꼼꼼히 작성했던 방광 일지를 자세히 살펴봐야 한다. 한 시간 동안 수분을 얼마나 섭취했는가? 한 시간 전에는 수분을 얼마나 섭취했는가? 어떤 음료를 섭취했는가? 방광을 자극할 수 있는 방광 자극성 음료나 카페인을 섭취했는가? 특별히 문제가 될 만한 행동을 하지 않았다면 방광의 상태를 지켜봐야 한다. 화장실에 가더라도 원칙적으로는 변기에 바로 앉지 말아야 한다. 정상적인 소변 빈도수와 맞지 않는다면, 변기 앞에 서서 종아리를 약간 위로 들어 올리거나 발가락을 위로 말아 올린다.

또한 케겔 운동을 조금 진행할 수도 있다. 이런 행동은 충동성 요실금 증상을 완화하는 데 도움이 되는 행동 치료법이다. 가장 큰 도움이 되는 것은 충동적인 요의를 가라앉힌 다음, 다른 활동을 하다 정상적인 간격에 다시 화장실로 가서 소변을 보는 것이다. 충동성 요실금을 관리하고 호전시킬 수 있는 첫 번째 단계다.

방광 훈련이나 배뇨 시간을 조절하는 행동치료법은 하루나 이틀 정도 집에서 반복적으로 연습하고, 어느 정도 익숙해지면 직장에서나 외부에서도 실행해보는 것이 좋다. 물론 지나칠 정도로 방광에 신경을 쓸 필요는 없다. 처음에는 힘들게 느껴질 수 있지만, 반복적으로 훈련하는 것이 중요하다.

대부분 방광을 완전히 비워야만 갑작스레 소변을 보고 싶은 충동을 느끼지 않고 소변이 누출되는 증상도 발생하지 않을 거라 생각한다. 그래서 혹시나 하는 마음으로 화장실에 미리 가려고 한다. 하지만 소변을 보고 나서도 방광에는 항상 소변이 소량 남아 있으므로 정상적인 빈도수보다 필요 이상으로 훨씬 더 자주 방광을 비운다면 요실금 증상을 해결하지 못할 뿐 아니라 실제로 다른 질환이 발생할 가능성도 커질 것이다.

혹시나 하는 마음으로 자주 화장실에 간다면 뇌와 방광에서 전하는 메시지에 혼돈이 생겨 소변이 누출되는 증상을 전혀 막지 못할 수도 있다. 또한 방광에 소변이 가득 차지 않았는데도 소변을 보라는 신호를 보내도록 방광을 훈련하게 되는 것이므로, 줄곧 화장실에 가야 할 것만 같은 느낌이 계속 들 수도 있고 충동이 점점 더 강해질 수도 있다. "혹시 모르니 외출하기 전에는 반드시 소변을 보도록 하라!"는 조언은 올바른 배뇨 습관을 방해하는 말이다. 따라서 우리는 아이들에게도 이런 조언을 하지 말아야 한다.

과민성방광의 원인으로 제기되는 배뇨근 과다활동은 유로다이나믹스라는 검사로만 진단할 수 있다. 과민성방광이 염려스럽다면 유로다이나믹스 검사를 받고 적절한 치료 계획을 세워야 한다. 6주 동안 방광을 재훈련했는데도 아무런 효과가 없다면 필요에 따라 약물의 도움을 받을 수도 있다. 다시 한번 말하지만 요실금은 불치병이 아니며 치료가 확실히 보장된다는 점을 기억하고 용기를 내길 바란다.

점차 증가하는 추세인 복합성 요실금

복압성 요실금 증상과 충동성 요실금 증상을 동시에 경험하는 경우도 많다. 이런 증상은 대체로 복합성 요실금으로 간주하며, 이런 경우 골반저 전문 물리치료사의 도움을 받아 골반기저근 훈련과 방광재훈련을 함께 진행해야 할 것이다.

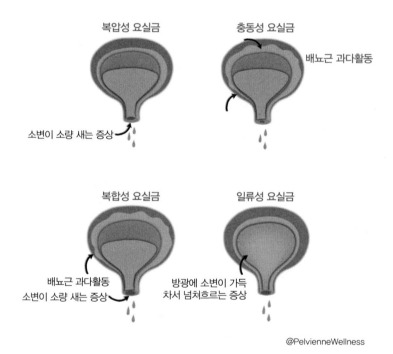

복압성 요실금

충동성 요실금

배뇨근 과다활동

소변이 소량 새는 증상

복합성 요실금

일류성 요실금

배뇨근 과다활동
소변이 소량 새는 증상

방광에 소변이 가득
차서 넘쳐흐르는 증상

@PelvienneWellness

삶 전체를 황폐하게 만드는 대변실금

항문 조임근과 내장 조절 능력에 이상이 생기면 방귀를 조절할 수 없는 증상이나 대변이 자신의 의지와 상관없이 항문 밖으로 새어나오는 대변실금을 겪을 수 있다. 대변실금은 요실금보다 흔하지는 않지만, 직장 생활이나 인간관계, 자신감 형성 등에 엄청난 영향을 미쳐 일상을 황폐하게 만들고, 삶 전체에 악영향을 미친다. 여성에게 나타나는 대변실금의 가장 흔한 원인 중 하나는 산부인과적 항문 조임근 손상(Obstetric Anal Sphincter Injuries, OASIS)이다. 항문 조임근이 손상되고 4도 파열이 발생하면, 때에 따라 항문이나 직장 내벽까지 손상될 수도 있다.

혹시라도 당신이 대변실금이나 절박성 대변실금(배변 신호가 오면 배변을 참지 못하고 급하게 대변을 보고 싶은 충동이 느껴지는 증상)으로 고통받고 있다면, 절대 혼자서 고통을 참고 견디지 않길 바란다. 대변실금이나 절박성 대변실금 증상을 완화할 수 있도록 도움을 지원하는 '항문 조임근 손상 분만 여성 재단(Mothers with Anal Sphincter Injuries in Childbirth Foundation, MASIC)'의 홈페이지를 방문해서 필요한 정보를 얻도록 하자.

아이를 출산한 후에 항문 조임근 손상으로 대변실금 증상이 발생한다면 산모는 신생아를 돌봐야 하기 때문에 치료할 기회를 놓칠 가능성이 크다. 하지만 삶의 질과도 연관되는 문제인 만큼 되도록 미루지 말고 대변실금 증상을 치료해야 한다. 또한 골반기저근 운동은 요실금과 대변실금을 개선하는 데도 도움이 되므로 매일 양치질을 하듯 하루도 빠짐없이 실행하면 좋을 것이다.

골반기저근 장애의 징후, 질 방귀

 자신의 의지와 상관없이 항문 밖으로 새어나오는 방귀와 질 밖으로 새어나오는 '질 방귀'는 밀접한 관련이 있다. 정상적인 방귀는 항문 조임근을 꽉 조여서 제어할 수 있다. 하지만 질 방귀는 그렇지 못한 경우가 대부분이다. 질 방귀는 성관계 도중에 발생할 수 있고 다운워드 도그 요가 자세처럼 엉덩이를 하늘 높이 들어 올릴 때도 발생할 수 있다. 게다가 실제 방귀 소리가 나기도 하므로 매우 당황스럽게 느껴질 수 있다.

 질 방귀는 자궁경부암 검사를 할 때와 같이 질 안에 무언가를 삽입하는 행위를 할 때 공기가 질 안으로 빨려 들어간 다음 질 밖으로 배출되면서 발생한다. 질 방귀가 발생하는 원인은 매우 다양하지만, 이런 증상이 나타났다면 골반기저근 장애가 다소 발생하고 있다는 징후이다. 그러니 불편함을 그냥 넘기지 말고 반드시 골반저 전문 물리치료사의 도움을 받아보기를 바란다. 또한 골반기저근을 강하게 수축하는 운동이 질 방귀의 증상 완화에도 효과적이라는 점도 기억하자.

출산한 여성의 절반 정도가 경험하는 골반 장기 탈출증

골반 장기 탈출증은 자궁과 질, 방광, 직장 등을 지지하는 골반기저근 기능이 약화되어 골반 내부 장기가 질 쪽으로 쏠려 질 밖으로 돌출되어 빠져나오는 질환이다. 50세 이상의 여성 가운데 절반 정도는 질을 지지하는 골반기저근 기능이 약화해 골반 장기 탈출증(Pelvic Organ Prolapse, POP)을 경험할 것이다. 이 증상은 다른 증상을 동반하지 않을 수도 있지만, 일반적으로는 요실금 증상을 동반하는 경우가 많다. 또한 골반 통증이나 하복부를 아래로 묵직하게 잡아당기는 듯한 압박감, 질 안에 아무것도 삽입하지 않았는데도 탐폰과 같은 것을 삽입한 듯한 불편함 등을 경험할 수도 있다. 이런 증상은 절대 그냥 지나치면 안 된다. 골반 장기 탈출증의 유형은 다음과 같다.

- 방광탈출증 방광이 질 전벽을 뚫고 불거져 나오거나 질 밖으로 돌출되어 빠져나오는 질환이다. 방광 헤르니아, 전방 질벽 탈출증이라고도 부른다.
- 자궁탈출증 요도와 방광을 지지하는 골반기저근 기능이 약화해 자궁이 질 밖으로 돌출되어 빠져나오는 질환이다.
- 직장탈출증 직장이 질 후벽을 뚫고 불거져 나오거나 항문 밖으로 돌출되어 빠져나오는 질환이다. 후방 질벽 탈출증이라고도 부른다.

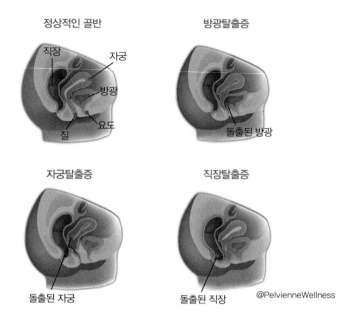

정상적인 골반
직장
자궁
방광
요도
질

방광탈출증
돌출된 방광

자궁탈출증
돌출된 자궁

직장탈출증
돌출된 직장
@PelvienneWellness

골반 장기 탈출증은 골반 내부 장기가 정상 위치에서 질 쪽으로 이동하는 정도에 따라 1~3기 또는 1~4기로 분류된다. 일반적으로 골반 장기 탈출증 1기는 골반 내부 장기가 이제 막 질 안으로 아주 살짝 불거져 나오기 시작하는 단계로, 비교적 가벼운 증상으로 여겨진다. 골반 장기 탈출증 2기는 골반 내부 장기가 질 쪽으로 쏠려 질 입구에 가까워지는 단계로, 중간 정도의 증상으로 여겨진다. 증상이 상당히 진행된 골반 장기 탈출증 3기, 4기는 골반 내부 장기가 질 쪽으로 계속 쏠려 질 입구에서 툭 불거져 나오거나 질 밖으로 돌출되어 빠져나오는 단계로, 심각한 상태다.

골반 장기 탈출증은 아침 무렵에 1~2기 증상이 나타났다 밤에는

2~3기 증상이 나타나는 등 하루에도 증상이 다양하게 발생할 수 있다. 골반 장기 탈출증은 신체 피로도와 내장 비만도, 호르몬 주기에 따라서도 달라진다. 그중에서 매달 규칙적으로 변화하는 호르몬 주기에 영향을 받는다는 사실을 아는 것이 중요하다. 근본적으로 골반 장기 탈출증은 시간이 지나면서 서서히 심해지므로 실제로 눈에 띄는 증상이 나타나기까지는 20~30년이 걸릴 수도 있다. 하지만 무거운 물건을 들어 올리거나 갑작스레 불쑥 움직이는 행동에 따라 난데없이 발생할 수도 있다.

또한 가족력과 만성 기침, 높은 체질량지수 등의 요인도 이 증상을 일으키는 원인이 될 수 있다. 평상시 등 윗부분을 과도하게 웅크리는 자세도 골반 장기 탈출증과 연관된다는 사실이 밝혀졌는데, 자세도 골반 장기 탈출증에 어느 정도 영향을 미친다는 것을 알 수 있다. 통계적 관점에서 살펴볼 때 출산한 여성의 50%에서 골반 장기 탈출증 증상이 나타났다.[6] 최근의 실험 결과에 따르면, 출산한 여성의 80% 이상은 산후 6주 만에 이 증상이 나타났고, 이들 가운데 50% 이상은 골반 장기 탈출증 2기 증상이나 3기, 4기 증상이 나타났다.

통계적으로 골반 장기 탈출증은 요실금보다 흔한 질환이지만, 요실금보다 더 감춰지고 있는 질병이다. 많은 여성들이 누군가에게 도움을 청하지 못하고 골반 장기 탈출증에 시달리며 살아가고 있다. 하지만 이 또한 충분히 치료가 가능한 질병이라는 사실을 기억하길 바란다.

골반 장기 탈출증은 예방할 수 있을까

골반 장기 탈출증을 예방할 수 있느냐는 질문에는 명확한 근거를 들어 정확한 답을 할 수가 없다. 임신부를 대상으로 임신과 출산, 산후 회복기에 골반저를 얼마나 성실히 관리해야 하는지 교육할 기회를 놓친 것처럼 말이다. 안타깝게도 수술하기 전에 가장 먼저 해야 할 예방법과 수술을 피하는 보존 치료법, 증상 회복 운동법 등에 관해 교육할 기회도 거의 놓친 상황이다. 먼저 임신과 출산 회복기에 골반기저근을 주의 깊게 살펴보고 파악할 수 있다면, 골반 장기 탈출증을 미리 예방할 수 있을 것이다. 유감스럽게도 수년 동안 이 증상에 시달리며 고통을 묵묵히 참고 견뎌온 사람이 너무나 많다. 하지만 이들이 산부인과 전문의를 찾아간다면 대부분 수술 여부부터 먼저 논의할 것이다.

골반 장기 탈출증 수술을 받은 여성의 50% 정도가 재발[7]을 경험하고, 2년 이내에 2차 수술을 시행한 여성의 29% 정도가 마찬가지로 재발을 경험한다.[8] 일반적으로 골반 장기 탈출증 수술은 이와 관련된 증상을 없애고 해부학적 구조를 회복시킬 수는 있지만, 증상의 원인을 완전히 해결하는 경우는 드물다. 결과적으로 수술을 해도 재발할 가능성이 매우 크다는 점을 기억해야 한다.

이 수술이 성공하면 인생을 바꿀 만큼 훌륭한 선택이 될 것이다. 하지만 골반저 기능과 자세, 호흡, 골반기저근 운동 방법 등을 제대로 파악하지 못한 채 수술을 시행한다면, 증상의 원인을 확실히 해결한 것이 아니기 때문에 다시 수술을 해야 하는 안타까운 결과가 발생할 수도 있다. 이런 이유로 수술이 '효과가 없었다'거나 '실패했다'고 주장하는 경우가 많을 것이다. 수술을 결심했다면 재수술을 하지 않도록 수술 후 회복기 동안 골반저를 성실히 관리하고 훈련해야 한다.

임신 이후의 잠재적 합병증, 골반 거들 통증

골반 거들 통증(Pelvic Girdle Pain, PGP)은 골반 관절이 균일하지 않게 움직이면서 불편감이나 통증을 느끼는 증상이다. 두덩결합이라는 관절로 이어진 두덩뼈 통증은 일반적으로 두덩결합 기능 부전을 나타내며, 천장 관절 통증이나 꼬리뼈 통증이 가장 흔한 증상이다. 이 증상의 원인은 거의 대부분 임신에서 비롯되지만, 그렇다고 해서 임신만이 유일한 원인은 아니다. 일반적으로 임신 기간에 천장 관절 벨트를 처방하면 골반 관절이 한층 더 유연해지면서 골반 관절에 다소 지지력과 안정성을 느낄 수 있다. 따라서 천장 관절 벨트는 임신 중 골반 거들 통증을 완화하는 데 도움이 될 수 있다.

하지만 골반 거들 통증의 징후가 없는데도 천장 관절 벨트를 미리 착용한다면 골반기저근이 천장 관절 벨트에만 의존할 수도 있어 바람직하지 않다는 점을 유념해야 한다. 통계적 관점에서 볼 때, 두덩결합 기능 부전은 여성의 7~10%에서 산후에도 지속된다고 한다. 대부분 한 발로 서서 균형을 잡는 원 레그 스탠드나 런지 자세처럼 비대칭적인 자세를 취하는 등 두덩결합을 악화하는 자세만 취하지 않는다면 두덩결합 기능 부전에 시달리지 않을 것이다. 여성의 45% 정도는 임신 기간에 골반 거들 통증을 경험하고, 이들의 25% 정도는 골반 거들 통증이 산후에도 지속되며, 이들의 8% 정도는 골반 거들 통증이 심하게 악화할 수 있다.[9]

또한 관절과 관련 없는 통증 증후군도 발생할 수 있어 명확한 진단을 내리고 치료하는 과정이 힘들 수 있다. 유감스럽게도 대부분은 이 질환을 진단하는 데 도움이 될 만한 확실한 증상이 없어 마땅한 검사도 받지 못하는 경우도 많다. 이런 이유로 치료 방법을 제대로 파악하기까지 수년간 통증에 시달리기도 한다. 혹시 당신도 골반 거들 통증에 시달리고 있는가? 그렇다면 전문의와 골반저 전문 물리치료사에게 반드시 상담을 받길 바란다. 물리치료는 골반 거들 통증의 원인을 제거하는 데 많은 도움이 되기 때문이다.

일상생활에 불편을 주는 질 경련증과 외음부 통증

질 경련증과 외음부 통증은 두 가지 유형의 통증 증후군에 속한다. 질 경련증은 골반기저근이 갑자기 무의식적으로 과도하게 수축하는 것으로 일상생활, 특히 성관계 시 불편함을 초래할 수 있다. 외음부 통증은 외음부와 질 입구 주변에 통증이 지속적으로 발생하는 증상이다. 성관계 중에도 외음부 통증을 느낀다면 회음부 외상이나 질 건조증과 관련이 있어 산후에도 흔히 나타날 수 있다. 성교 통증에 관한 자세한 설명은 142쪽을 살펴보길 바란다.

질 분만을 할 때 찢어진 회음부 열상은 질 경련증이나 외음부 통증, 성교 통증의 원인이 될 수 있다. 회음부 2도 열상(질 분만 후 회음부 열상으로 시행된 회음부 봉합술 포함)은 질 경련증이나 외음부 통증, 성교 통증을 유발할 가능성이 크고, 회음부 3도 열상과 회음부 4도 열상은 통증을 악화시키는 요인과 관련이 있을 수 있으니 면밀하게 살펴야 한다.[10] 질 경련증과 외음부 통증이 느껴진다면 방치하지 말고 전문의를 찾아가야 한다.

골반 통증의 원인과 치료법

골반 통증과 골반 거들 통증은 질 분만 시 찢어진 회음부 열상이나 회음부 절개술 같은 원인으로 발생할 수 있지만, 회음부 상처나 회음부 외상과는 분명한 연관성이 존재하지 않을 수도 있다. 결과적으로 골반 통증과 골반 거들 통증은 회음부 외상으로 발생할 수 있지만, 골반에 가해지는 힘이 한쪽 골반으로 치우쳐 자세 불균형으로 인해 코어근육의 힘이나 균형성이 결여되어 발생할 수도 있다. 또한 임신 중 호르몬 수치의 변화(질 건조증)와 인대 이완으로도 발생할 수 있다.

골반 거들 통증의 일반적인 원인은 '고긴장성 골반기저근'이라고
도 불리는 '과민성 골반기저근'으로, 바르지 못한 자세와 회음부 상
처, 잘못된 골반 교정으로 인해 발생할 수 있다. 치료적 관점에서
살펴볼 때, 과도하게 긴장한 과민성 골반기저근을 풀어주기 위해서
는 골반기저근의 긴장 완화 트레이닝을 집중적으로 훈련하면 좋다.
이 트레이닝을 통해 장애가 있는 골반 신경계를 진정시킬 수 있어
통증을 완화하는 데 매우 효과적이다. 천장 관절 벨트는 골반 관절
에 지지력과 안정성을 증가해 골반 거들 통증을 완화하는 데 도움
이 될 수 있다. 통증을 제대로 관리한다면 골반기저근이 효과적으
로 작동하는 데도 도움이 될 것이다.

또 다른 유형의 통증 증후군은 간질성 방광염(Interstitial Cystitis,
IC)이라고도 불리는 방광 통증 증후군(Bladder Pain Syndrome, BPS)이
다. 이 증상은 정확한 원인을 알 수는 없지만, 방광과 관련된 통증
과 압박감, 불편감 등이 지속적으로 발생한다. 일반적으로 방광이
소변으로 가득 찼을 때 방광 압력이 증가해 통증을 느끼거나, 밤낮
으로 소변을 조금씩 자주 보거나, 충동적으로 요의를 느끼는 등 다
양한 증상이 나타날 수 있다.

방광 통증 증후군은 다른 질환을 동반하기도 하므로 명확한 진단
이 어렵다. 현재로서는 방광 통증 증후군을 완벽하게 치료할 수 있
는 방법이 없기 때문에 생활습관을 통해 관리하는 것이 중요하다.
일부 경구 약물이나 국소 약물과 함께 식단 수정, 방광 재훈련, 스트
레스 관리, 수면 관리를 병행하면 치료에 도움이 될 것이다.

다양한 운동을 즐기는 57세 여성 캐시 이야기

✳

캐시는 물리치료사에게 나를 추천받은 후 저압 운동(하이포프레시브 운동으로도 불리며, 호흡을 조절함으로써 신체를 강화하는 운동이다. 움직임이 적고 척추나 골반에 무리한 영향을 주지 않는다.)을 할 수 있도록 도와달라고 요청했다(저압 운동에 관한 자세한 설명은 173쪽을 참조하길 바란다).

우리가 처음 만났을 때 캐시는 통증 없이 스키를 맘껏 즐길 수 있는 일상으로 돌아가고 싶다고 말했다. 그녀는 충동성 요실금과 질 건조증 증세도 겪고 있었다. 1987년 그녀는 태아가 잘 나오지 못해 겸자로 태아의 머리를 잡아당겨 태아를 꺼내는 겸자분만으로 첫아기를 출산했다. 1990년에 둘째 아기를 출산했고, 분만 과정에서 회음부 2도 열상이 발생했다. 1992년에는 셋째 아기를 출산했고, 또다시 회음부 열상이 발생했다.

2002년에는 복압성 요실금뿐만 아니라 직장탈출증을 치료하기 위해 수술을 받았다. 2004년에는 몸을 활동적으로 움직이는 보디 펌프 수업에 참여하면서 엉덩이 통증인 이상근 증후군에 시달렸다.

첫 번째 면담에서 그녀는 자신이 사용했던 온갖 운동기구를 꺼내놓았다. 그녀는 매일 열심히 운동을 하고 있다고 말했다. 나는 가장 먼저 캐시가 서 있는 자세와 운동기구, 운동방법 등을 평가했다. 특히 그녀의 자세는 주의 깊게 다뤄야할 핵심이었다. 나는 그녀의 자세를 교정하기 위해 가슴 근육 스트레칭과 종아리 스트레칭, 일어서서 실행하는 햄스트링(허벅지 뒤쪽 근육) 스트레칭 등 근육 이완 운동법을 알려주었다. 저압 운동법도 가르쳐주고, 다음 면담까지 하나하나 운동을 실행해보도록 제안했다.

며칠 후 캐시에게 운동을 하면서 느껴지는 효과에 대해 물었다. 캐시는 내가 알려준 운동이 기존의 운동과 어떻게 다른지 확실히 느꼈다고 대답했다. 캐시는 스핀 클래스, 저압 운동 등 근육 이완 운동을 꾸준히 실행할 때는 어떠한 통증도 느끼지 않았다고 했다.

우리는 캐시가 오랫동안 겪고 있는 요로 감염증(Urinary Tract Infections, UTLs)과 질 건조증에 관해서도 이야기를 나눴다. 나는 특정 식품이 요로 감염증과 질 건조증을 일으킬 가능성이 크다고 이야기했고, 캐시는 자연요법을 실천하기로 약속했다. 또한 캐시는 질 건조증을 완화하기 위해 히알루

론산 제품을 사용하면서 즉각적인 차이를 느끼기 시작했다.

세 번째 면담에서는 운동을 일부 조정하고, 저압 운동을 세 가지 더 알려주면서 실행하도록 했다. 네 번째 면담에서 캐시는 통증이 훨씬 줄어들었으며, 건강 상태가 호전되는 것을 체감하고 흥분을 감추지 못했다. 캐시는 통증 없이 하이킹을 즐겼다.

그런데 며칠 후, 캐시는 건강 상태가 다소 나빠진 느낌이 든다고 연락했다. 나는 지금 하고 있는 운동을 잠시 멈추고 내가 처음 제안했던 운동을 다시 실행해보라고 말했다. 캐시는 고강도 운동을 빨리 늘리고 싶어 했지만 자신의 욕심보다 훨씬 더 천천히 운동해야 한다는 사실을 깨닫게 되었다.

현재 그녀는 통증이 줄어들고 건강 상태가 호전되면서 자유로운 삶을 마음껏 즐기고 있다. 자신의 딸에게도 내가 알려준 골반저 건강관리법을 구체적으로 설명해주었고, 얼마 후 예쁜 손자를 맞이하는 기쁨도 누렸다.

자세 변형으로 생기는 하부 요통

하부 요통(Lower Back Pain, LBP)은 전형적으로 등 중하부에서부터 통증이 발생하는 질환이다. 등 중하부에서 지속적으로 둔하게 통증이 느껴지거나 때때로 그 부위가 쿡쿡 쑤시거나 욱신거리는 통증을 하부 요통이라 한다. 하부 요통은 좌골신경통으로 이어질 가능성이 크고, 하부 요통에 시달리는 사람들 가운데 20% 정도는 하부 요통을 일으키는 원인으로 천장 관절 증후군에 주목한다.[11] 하부 요통은 내부 코어근육이 척추의 안정화를 예측하고 관리하는 능력을 상실하거나, 척추를 지지해주고 몸의 균형을 잡아주는 능력을 상실하면서 발생하는 경우가 많다.

신체에 작용하는 외부의 힘이나 무게가 골반을 통해 다리까지 전달되는 기능이 떨어지면, 골반이 불안정하게 뒤틀리면서 요통이 발생한다. 임신 중에는 자세 변화뿐만 아니라 관절 이완도 요통의 원인이 될 수 있다. 임신부는 자궁에서 성장하는 태아의 체중으로 무게중심이 앞으로 쏠리므로, 이 상황에 적응하기 위해 무의식적으로 자세를 변형할 가능성이 크다. 이를테면 임신부는 흔히 골반을 앞으로 내밀면서 엉덩이와 꼬리뼈를 밀어넣고 조이는 경우가 많다. 이러한 자세 변형에 따라 허리 요추 커브가 비정상적으로 증가하며, 엉덩이 근육인 둔근과 골반기저근의 활동성이 과도하게 증가한다.

굽은 등도 임신부한테서 흔히 나타나는 자세다. 이때는 골반이 평행하지 않은 상태에서 엉치뼈가 한쪽으로 길게 기울어져 천장 관절 증후군을 악화시킨다. 임신부는 복근이 최적의 길이보다 더 길게 늘어나 근본적으로 움직임을 관리하는 능력이 떨어지는 경우가 많은데, 이 또한 하부 요통의 원인이 될 수 있다. 하부 요통은 근육 기능을 억제하는 요인으로, 둔근과 골반기저근 등 코어근육의 기능을 약화시킬 수 있다.

한 실험 결과에 따르면, 하부 요통에 시달리는 여성의 78% 정도는 골반저 장애, 특히 요실금을 동반하고 있었고,[12] 또 다른 실험 결과에 따르면, 여성의 53% 정도는 하부 요통과 골반 거들 통증을 함께 경험하고 있었다.[13] 최근 캐나다 연구진이 진행한 실험 결과에 따르면, 하부 요통을 겪는 참가자의 95.3% 정도가 골반저 장애에 시달리고 있었다. 구체적으로 말하면, 참가자의 71% 정도에서 골반기저근 장애가 발생했고, 참가자의 66% 정도는 골반기저근이 약해진 상태였으며, 참가자의 41% 정도는 골반 장기 탈출증을 경험했다. 하부 요통과 골반 거들 통증이 함께 발생한 참가자들에게는 골반기저근 장애가 심하게 발생했고, 요실금과 같은 골반저 장애 질환도 증가했다.[14]

하부 요통은 특히 앉아서 생활하는 시간이 갈수록 늘어나는 현대인들에게 흔하게 발생한다. 많은 사람들이 이 증상을 완화하기 위해 물리치료사나 마사지 치료사에게 도움을 요청한다. 만약 골반저를 전문으로 관리하는 물리치료사에게 치료를 받는다면 이 증상의 원인과 관련된 연결고리를 제대로 끊어낼 수 있을 것이다.

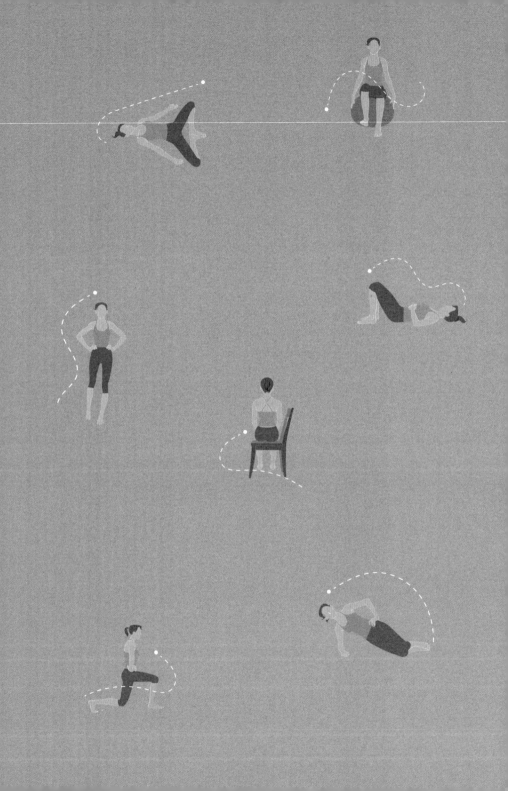

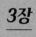

3장

원인을 알면 답이 보인다

골반저 장애의 원인 바로 알기

골반저 기능이 제대로 작동하지 않으면 골반 통증이나 불편감, 긴장감, 변비, 요실금, 요통, 골반 장기 탈출증 등의 증상이 나타나기 시작한다. 골반저 장애의 원인은 여러 가지가 있는데, 우리가 미처 생각지 못한 원인도 많다. 골반저 기능이 제대로 작동하지 않으면 다양한 증상으로 나타날 수 있고, 여러 증상이 동시에 나타날 수도 있다. 예를 들어 요통과 절박성 요실금, 방광탈출증이 동시에 발생해 일상에 큰 영향을 미칠 수 있다.

평소의 자세가 골반저 건강에 미치는 영향

일상적인 자세가 골반기저근 운동, 골반저 등에 미치는 영향을 다룬 연구는 현재 거의 찾아볼 수 없다. 생체역학자이자 건강 전문가인 케이티 보우만Katy Bowman은 최적의 코어 기능을 다루기 위해 신체 정렬을 밝혀낸 선두주자다. 케이티 보우만은 우리가 평소 자신의 신체 움직임을 적극적으로 관찰하거나 관리하지 않는 편이고, 신체를 다양한 방식으로 움직이는 데 익숙하지 않아 건강이 악화되고 있으며, 그로 인해 전반적으로 신체 정렬이 망가진 상태라고 주장한다.

머리와 어깨, 흉곽, 골반, 발의 정렬은 호흡 능력에 영향을 미치며, 골반저에도 직접적인 영향을 준다. 우리가 생활하면서 취하는 대부분의 자세는 신체 정렬에 영향을 미친다. 따라서 우리는 스스로의 자세가 어떻게 보이는지, 신체 정렬이 어떤 작용을 하는지 세심하게 들여다봐야 한다. 앉아서 생활하는 시간이 증가할수록 골반이 정상적인 기울기에서 벗어나 후방으로 기울어지고 허리 요추 커브가 손실되어 하부 요통이 발생할 가능성이 커진다. 이런 현상은 호흡 깊이와 골반저에도 나쁜 영향을 미친다.[1]

오랜 시간 동안 허리를 구부정하게 앉아 있다 보면 신체 정렬이 망가지고, 결과적으로 신체 기능에 나쁜 영향을 미칠 것이다. 특히 어른 아이 할 것 없이 스마트폰을 내내 붙들고 사는 요즘에는 '거북목증후군'이 발생해 목이 앞으로 구부러지고 어깨가 굽은 사람을 흔히 볼 수 있다. 또한 허리를 구부정하게 앉은 자세를 취하면 상복부 조임을 경험하며, 급성 간헐성 포르피리아(Acute Intermittent Porphyria, AIP)가 증가할 수 있다. 상복부 조임은 흔히 신체가 코어를 애써 조절하려고 찾아내는 보정 전략이며, 대부분의 사람(특히 산후 여성)이 경험하듯 배가 자꾸만 둥그스름하게 변하는 이유가 될 수 있다.

우리에게 익숙한 또 다른 나쁜 자세는 골반을 앞으로 자꾸 내미는 것으로, 이 자세는 허리 요추 커브를 증가시킨다. 흔히 골반이 후방으로 기울어져 엉덩이를 조이면 골반 통증을 유발하고, '과긴장성 골반저 장애'가 일어날 수 있다.

거울 속에 비친 모습을 관찰해보자

복압성 요실금의 원인은 하루 중 대부분의 시간을 불충분하게 수축한 상태에서 최대 수축을 일으키지 못하고 약해진 과민성 골반기저근 때문이다. 원래 재채기나 기침, 점프를 할 때 골반기저근이 최대로 수축해야 하지만, 약화된 골반기저근이 적절하고 강하게 대응하지 못한다는 뜻이다. 자신의 자세와 습관을 자세히 관찰하고, 발목 위쪽 골반과 골반 위쪽 늑골의 위치를 정확하게 인식한다면, 요실금이나 골반 장기 탈출증과 같은 골반저 증상을 탐구하고 치료하는 데 도움이 될 수 있다.

자연스럽게 서 있는 자세에서 거울 속에 비친 자신의 모습을 꼼꼼히 살펴보거나, 친구나 동료에게 서 있는 모습을 앞과 옆, 뒤 등 다양한 각도에서 사진으로 찍어달라고 부탁해도 좋다.

골반 장기 탈출증에 시달리는 사람은 대부분 혹시라도 장기가 밑으로 빠질까 봐 두려워 자신도 모르게 과민성 골반기저근에 이른 경우가 많다. 또한 골반 장기 탈출증이 심해지지 않도록 방어하는 방법으로 골반기저근을 조이는 전략을 선택했을 수도 있다. 하지만 실제로는 긴장을 풀고 골반저가 전체적으로 움직이게 훈련하는 방법을 학습하는 것이 좋다. 한 실험 결과를 통해 정상적인 허리 요추 커브가 망가지는 현상은 골반 장기 탈출증을 발생시키는 중대한 위험 요인이라는 사실이 밝혀졌다. 따라서 당신이 평소 '골반을 밀어 넣고' 허리 아랫부분을 평평하게 펴는 자세를 취하고 있다면 반드시 이를 바로잡기 위해 노력해야 한다.[2]

신발이 골반저 건강에 미치는 영향

발목의 자세도 골반기저근 수축에 영향을 미칠 수 있다. 한 실험 연구는 세 가지 다른 발목 자세, 즉 발등 굽힘 자세(발끝이 정강이 쪽으로 쏠림)와 중립 자세, 발바닥 굽힘 자세(발목이 정강이에서 멀어짐)에서 골반기저근의 수축 정도를 살펴봤다. 이때 발등 굽힘 자세에서 골반기저근 활동성이 상당히 크게 나타났다.[3]

우리가 평상시 신는 신발을 살펴보면, 대부분 굽이 있는 신발을 신어 위치상으로 발가락이 발뒤꿈치보다 낮은 발목 자세(발바닥 굽힘 자세)를 취하는 경우가 많다. 실험 결과에 따르면, 이런 발목 자세는 골반기저근 활동성을 감소시킨다. 특히 서 있는 자세에서 골반기저근 운동을 하는 동안 중립 자세의 신발을 신거나 맨발로 더 많은 시간을 보낸다면 잠재적으로 골반저 증상을 완화하고 골반저 기능을 향상할 수 있을 것이다. 테니스공으로 마사지하듯 발 안쪽을 문지르며 발의 긴장을 풀어주는 방법도 자세 균형을 바로잡는 데 효과적이다.

이런 사항을 임신부와 관련해 생각해보면, 어떤 신발을 신어야 할지 알 수 있다. 임신은 흔히 어깨가 굽고, 늑골과 엉덩이가 조이고, 골반이 앞으로 쏠리는 원인을 제공한다. 임신부가 실제로 굽이 있는 신발을 신는다면, 임신부는 발바닥 굽힘 자세를 취하게 되고, 신체를 필요에 따라 발바닥 굽힘 자세에 맞춰 조정하며 잠재적으로 엉덩이를 밀어 넣고 조이면서 신체 정렬을 심하게 악화시킬 것이다.

골반저도 노화한다

장수하는 특권을 지닌 사람은 그렇지 않은 사람에 비해 골반저 장애에 직면할 기회가 훨씬 더 많을 것이다. 나이가 들어감에 따라 신체 기관도 함께 노화하는 건 어쩔 수 없지만, 골반저 장애 증상이 유난히 많이 발생한다면 심한 스트레스를 받았거나, 앉아서 생활하는 시간이 많았던 것을 원인으로 볼 수 있을 것이다. 앉아서 생활하는 습관은 여성성 질환인 요실금의 원인이 될 위험성이 크다. 하지만 사무실에서 생활하는 많은 현대인들은 자신도 모르는 사이에 요실금 증상을 점점 더 악화시키고 있다.

당신은 인생을 살아가면서 갑자기 신체 회복력이 떨어지는 사건을 한 번이라도 경험했을 것이다. 예를 들어 교통사고를 당했거나 높은 곳에서 떨어졌거나 넘어졌던 사건이었을 수도 있고, 임신과 출산을 겪었을 수도 있다. '갱년기'는 대부분의 여성한테서 일어나는 신체적, 생리적인 장애로 골반저 건강에 서서히 악영향을 미친다.

노화는 질병이나 사고에 의해 발생하는 게 아니라 생체 구조와 기능이 쇠퇴하는 현상이므로, 그 누구도 피할 수 없다. 또한 골반저 기능도 나이가 들수록 쇠퇴한다고 알려져 있다.

골반기저근 운동은 정확히 실행해야 한다

운동 전문가나 물리치료사가 운동 방법을 정확하게 가르쳐주지 않는 경우도 있다. 어떤 전문가는 당신에게 발살바 호흡법(Valsalva Maneuver, 르네상스 시대 이탈리아의 해부학자인 안토니오 마리아 발살바가 고안한 것으로 알려진 체내 음압 조절법이다. 비행기가 상승, 하강할 때, 높은 산을 오를 때 경험하는 '귀가 뻥 뚫리는 현상'을 인위적으로 실시하는 것이다)으로 숨을 깊게 들이마시고 코와 입을 막은 상태에서 숨을 잠시 참은 다음 배에 힘을 주면서 강하게 숨을 내쉬는 방식을 알려줄 것이다. 발살바 호흡법은 근본적으로 기도가 닫힌 상태에서 다소 강하게 숨을 내쉬는 방법으로, 이를 시도하는 동안에는 흉강 내압이 매우 높아질 수 있다. 발살바 호흡법보다는 골반기저근 운동이 골반기저근을 제대로 수축하는 데 훨씬 더 효과적이다.[4]

골반기저근을 주기적으로 수축하는 골반기저근 운동은 흔히 '케겔 운동'이란 이름으로도 잘 알려져 있다. 케겔 운동은 분만 후 골반저 장애로 어려움을 겪고 있던 여성 환자들을 비수술적인 방식으

로 치료하고자 미국 산부인과 전문의인 아놀드 케겔Arnold Kegel 박사
가 발명한 운동이다. 케겔 박사는 회음부 근육인 골반기저근의 수축
과 이완 정도를 측정하기 위해 회음 질압 측정기를 이용했다. 이렇
게 측정된 질압의 변화는 골반기저근의 활동성을 파악하는 데 큰 도
움이 되었다.

아놀드 케겔 박사는 18년간 의학 연구에 전념했으며, 1948년에
는 〈골반기저근 기능을 강화하여 골반 내부 장기의 구조를 정상적
으로 지지하고 보호하는 비수술적 치료 방법(A Nonsurgical Method
of Increasing the Tone of Sphincters and Their Supporting Structures)〉이
라는 논문을 발표했다. 아놀드 케겔 박사는 많은 환자가 케겔 운동
을 정확하게 실행하는 데 어려움을 겪고 있음을 파악하고, '회음 질
압 측정기'로 측정한 질압의 변화가 정확한 케겔 운동에 도움이 된
다는 사실을 발견해냈다.

1950년까지 아놀드 케겔 박사의 비수술적 치료 방법은 성공률이
90%를 넘었으며, 케겔 운동은 오늘날까지도 활발하게 적용되고 있
다. 문제는 이 운동이 너무 널리 퍼지면서 많은 이들이 자신만의 지
식에 의존해 추정적으로 적용한다는 사실이다. 하지만 운동 방법을
정확하게 교육받아야 명확한 진단을 내리고 치료할 수 있다. 이 운
동을 좀 더 정확히 실행하는 방안으로, 다양한 바이오피드백 용품
이 세계적으로 많이 출시되고 있다. 정확한 운동과 함께 바이오피드
백 용품을 함께 사용한다면 골반기저근 관리에 더욱 유익할 것이다.

>기억할 것!<

골반기저근 운동을 정확하게 실행하려면, 다음의 두 가지에 주의하자.

① 골반기저근 운동은 지속적으로 실행해야 한다.

② 이 운동을 할 때는 골반기저근이 제대로 수축하고 이완하도록 골반기저
근의 움직임을 세밀하게 조정해야 한다.

호르몬의 영향으로 생기는 골반저 장애

우리는 끊임없이 변화하는 호르몬의 영향을 받는다. 임신부에게 영
향을 미치는 주요 호르몬은 4장에서 다루겠지만(105쪽 참조), 호르
몬은 완경 이행기를 겪고 있는 여성들에게도 중대한 영향을 미친다
는 사실에 주목해야 한다. 완경 이행기는 일반적으로 완경(마지막 월
경 이후 1년간 월경이 없는 경우)이 발생하기 전부터 시작해 점진적으
로 진행된다. 이때부터 마지막 월경 후 1년까지의 기간을 말하며,
평균 6~10년 정도이다. 완경에 이르기까지의 기간을 완경 이행기
로 간주하고, 완경이 발생한 이후를 완경 후기로 간주한다. 많은 여
성이 35세 이후 임신을 경험하면서, 일부 여성들의 경우 임신과 동
시에 완경 이행기를 맞이할 수도 있다.

여성호르몬인 에스트로겐은 산후와 완경 이행기, 완경 후기 동안
거듭 변화하는데, 이는 질 건조증의 원인이기도 하다. 에스트로겐
의 변화는 질 윤활 작용과 질 조직의 탄력성에 나쁜 영향을 미치며,

골반기저근의 활동성을 감소시키는 원인이 될 수 있다. 대부분의 여성은 과거 요실금이나 골반저 증상을 경험한 적이 없었지만 완경이나 심지어 완경 후기가 다가올수록 이런 증상을 뚜렷하게 겪는다고 한다. 여성호르몬인 프로게스테론은 기분과 감정에 나쁜 영향을 미치고, 흔히 여성호르몬인 에스트로겐과 프로게스테론의 불균형이 발생하면서 골반저 장애가 발생하는 경우가 많다.

월경주기에 따른 몸의 변화를 관찰하자

월경주기는 평균 26일에서 35일 사이이며, 28일이 가장 전형적이다. 월경주기는 호르몬 수치 변화와 밀접하게 관련되어 있으며, 골반저 기능에도 영향을 미친다. 그러므로 자신의 월경주기를 추적 관찰하고, 월경주기에 따라 어떤 증상이 신체 어느 부위에서 어떻게 나타나는지 자세히 기록하는 습관을 들이면 좋다. 월경주기에 따라 급격한 호르몬 수치 변화를 겪기 때문에 호르몬 수치 변화에 적절히 대응하는 방법을 학습해야 할 것이다.

  한 실험 결과에 따르면, 여성의 41% 정도는 월경 기간 동안 요실금이 주기적으로 뚜렷하게 발생했고, 이들 가운데 42% 정도는 월경 직전에 요실금을 경험했으며, 36% 정도는 월경 기간에 요실금이 명확하게 증가했다고 느꼈다.[5] 이런 현상은 대체로 월경을 하기 약 1주 전에 에스트로겐의 분비가 감소하고, 방광에서 요도 개구부까지

연결되어 방광에 모인 소변을 신체 밖으로 내보내는 관인 요도의 신축력이 감소해 요실금 증상이 발생한다는 사실을 의미한다.

골반 내부 장기뿐만 아니라 골반 주변 결합 조직도 모두 에스트로겐의 변화에 민감하게 반응한다. 이는 골반 주변 결합 조직이 에스트로겐의 변화에 대응하고 적응한다는 사실을 의미한다. 따라서 에스트로겐의 수치가 급격하게 감소하는 완경기가 다가오거나, 완경기에 접어든다면 골반저 장애가 어떻게 발생할지 어느 정도 파악할 수 있도록 월경 기간 동안 자신의 몸에 나타나는 증상을 주의 깊게 살펴야 한다. 이처럼 에스트로겐 감소로 월경 직전과 월경 기간에 골반저 장애가 증가하거나 악화한다는 사실을 인지한다면 월경주기에 따라 변화하는 기분 상태와 활동 욕구, 에너지 수준 정도를 정확히 파악하고, 자신이 처한 상황에 따라 단계적으로 운동 강도를 조절할 수 있을 것이다.

월경기 1~7일

월경기 1~7일은 월경을 시작한 날로부터 월경이 끝나는 날까지를 말하며, '초기 여포기'라고도 한다. 성숙한 여성의 자궁내막은 주기적으로 분비된 호르몬에 의해 증식하여 배아의 착상을 준비한다. 임신이 되지 않으면 자궁내막이 저절로 허물어져 월경기 1~7일 동안 질을 통해 배출된다. 일반적으로 월경기 1~7일 동안 피로감과 요통, 심한 복통 등을 경험한다. 이 기간에는 '음 운동'을 실행하면 매우 유익하다. 음 운동은 신체의 균형감과 조정력을 강화하는 회복 요가나 명상, 꽤 멀리 걷는 긴 산책, 뭉친 근육을 풀어주는 수동적 스트레칭 등을 뜻한다.

월경기 1~7일에는 이때 발생한 증상을 감소시키거나 없애면서 다음 단계로 원만히 접어들 수 있도록 신체에 유익한 음 운동을 계획하고 실행해야 한다. 월경기 1~7일 동안 골반저 장애와 관련해 더 많은 증상이 나타난다고 느낀다면 음 운동을 꼭 실천해보자. 음 운동을 적극적으로 실행할수록 자궁이 더욱 건강하고 활발하게 활동하고 호르몬 수치 변화 정도를 최대한 낮춰 몸 전체에 좋은 영향을 미친다는 사실을 이해할 수 있을 것이다.

여포기 8~14일

여포기 8~14일은 후기 여포기로 간주하며, 신체 에너지가 상승하는 시기이다. 이때는 에스트로겐의 수치 또한 높아지는데, 이런 현상은 실제로 근육 조직의 회복과 재생 속도를 상승시켜 근육을 더 빨리 생성하는 데 도움이 될 수 있다. 단시간의 격렬한 유산소 운동과 고강도 저항 운동, 저강도 저항 운동을 여포기 8~14일 동안 번갈아 선택적으로 실행하면 유익하다.

배란기 15~20일

배란기는 월경을 기준으로 월경 시작 후 15~20일째를 나타내며, 스스로 가장 활기차고 건강하다고 느낄 수 있는 시기다. 배란기 15~20일 동안 에스트로겐과 테스토스테론 수치는 최고조에 이르며 고강도 운동과 고강도 저항 운동, 저강도 저항 운동, 고충격 운동, 지구력 운동 등이 유익하다. 프로게스테론 수치 또한 높은 상태로, 이때는 지방을 태우는 운동이 효과적일 수 있다. 신체적으로 기운이 넘치고 활기차게 느껴질 때는 실제로 전력을 다해 고강도 운동을 실행하고 싶은 욕구를 느낄 것이다. 하지만 너무 무리할 경우 골반저 장애가 발생할 수 있다는 사실을 항상 염두에 두자.

황체기 20~28일

황체기 20~28일은 에스트로겐의 수치가 감소하기 시작하고, 피곤함과 무기력감이 다소 느껴지며, 월경전증후군(Premenstrual Syndrome, PMS)에 시달릴 수 있다. 프로게스테론과 테스토스테론의 수치 또한 감소하기 시작하므로, 근력 운동을 하고 싶은 욕구가 생기지 않을 것이다. 그럴수록 저충격 운동과 근지구력 운동을 집중적으로 실행한다면 골반저 장애 증상을 관리하고 완화하는 데 도움이 될 수 있다.

자궁은 태아를 성장시키거나 내막을 허물 준비를 하면서 크기와 무게가 증가한다. 정상적인 자궁의 평균 무게는 70g 정도 되며, 월경 기간에는 최대 3배까지 증가한다. 자궁이 점점 더 크고 무거워질수록 골반저 장애, 특히 골반 장기 탈출증이 증가하는 원인이 될 것이다.

골반저 통증의 원인, 자궁내막증

여성 10명 가운데 대략 한 명 정도는 자궁내막증에 시달리는데, 유감스럽게도 자궁내막증을 진단받기까지는 평균 8~10년 정도가 걸린다. 이런 진단을 받기까지 월경 전에 반복적으로 발생하는 월경전증후군과 월경 기간에 발생하는 월경통(심한 복통)이라는 진단을 받고, 진통제를 처방받는 경우가 대부분이다. 하지만 자궁내막증은 절대 단순한 질환이 아니다. 자궁내막증은 정상적으로 자궁 안에 있어야 할 자궁내막 조직이 자궁이 아닌 복강 내 다른 장기 조직에 부착되어 발생한다. 다른 장기 조직에서 증식하는 자궁내막 조직은 통증과 염증의 원인이 되는 병변을 형성한다.

흔한 증상을 예를 들어보면, 월경 기간에 겪는 월경통과 골반 통증, 성교 통증, 다리 통증, 하부 요통, 피로감, 장 기능 장애, 비뇨기 방광 장애 등이다.[6] 자궁내막증은 어린 나이부터 나타날 수도 있고, 대부분 자궁내막 조직이 골반 조직에 부착되어 발생한다. 이는 불임의 원인이 될 수 있는데, 일반적으로 임신이 가능한 나이가 되어서야 자궁내막증으로 진단받게 된다. 골반 통증을 겪는 10대들 가운데 70% 정도는 노년기가 되어서야 확실한 진단을 받는다.[7] 자궁내막증의 원인도 아직 명확하게 밝혀지지 않았다. 많은 경우 선천적으로 자궁내막증을 가지고 태어나며, 여러 증상이 결합하여 노년기에 촉발한다고 한다.

자궁내막증을 진단하는 검사나 생체 지표는 아직 없다. 유일한 진단법은 복강 내의 장기를 관찰하기 위해 개발된 내시경 검사법인 복강경 검사법이며 치료 또한 복강경 검사법을 통해 시도할 수 있다. 현재로서는 복강경 절제술(Laparoscopic Excision, LAPEX)이 최상의 치료법으로 알려져 있다. 골반저 물리치료는 자궁내막의 영향을 받는 골반기저근의 기능을 향상하는 데 도움이 되므로, 자궁내막증으로 고통스러워하는 사람들에게 유익할 수 있다.

골반저 물리치료는 자궁내막증을 직접적으로 치료하지는 못하지만 관련 증상을 관리하는 데 도움을 준다. 비정상적인 골반저 근육의 긴장 상태는 흔히 통증에 반응하여 발생하는 경우가 많으며, 성교 통증 등의 골반 통증으로 이어지는 원인이 되기도 하기 때문이다.

골반저 물리치료에는 도수 치료, 온열 치료, 초음파 치료 등을 이용한 심부열 치료, 얼음을 이용한 한랭 치료, 스트레스를 관리하는 교육과 잠재적인 바이오피드백 치료 등이 포함된다.

헤바 샤히드Heba Shaheed는 오스트레일리아의 골반저 전문 물리치료사로 10대부터 극심한 골반 통증에 시달렸다. 현재 골반 통증을 완화하는 치료 방법을 찾아내면서, 이 증상으로 힘들어하는 사람들을 도와주고 있다. 헤바 샤히드가 권장하는 방법을 살펴보면, 글루텐과 설탕 섭취하지 않기, 녹색 채소와 배춧과(십자화과) 채소 섭취하기, 심호흡과 함께 골반저 이완 운동하기 등이다.

자궁선근증을 앓았던 나의 이야기

✳

나는 왜 월경을 할 때 통증이 유난히 심하고 고통스럽게 느껴지는지, 왜 월경주기마다 혈전이 심해지는지 검사해보기 전까지는 '자궁선근증(자궁내막증의 한 종류)'이라는 질환을 들어본 적이 없었다. 나는 골반 초음파검사를 진행했고, 난소 낭종뿐만 아니라 자궁내막의 두께가 비정상적으로 두껍다는 진단을 받았다. 암의 가능성을 확인하기 위해 자궁내막 생체 검사를 진행했고, 한 달 뒤 난소 낭종이 사라졌는지 확인해보자는 제안을 받았다. 검사 결과는 음성이었다. 나는 월경주기 관리에 도움이 되는 피임 기구를 사용하라는 제안도 받았다. 하지만 담당의의 제안을 받아들이지 않고 나만의 방법을 찾기로 했다.

먼저 호르몬 검사를 진행했다. 검사 결과, 모든 수치는 정상이었지만 철분 수치가 놀라울 정도로 낮았다. 내가 매달 흘리는 혈액량을 고려한다면, 그 결과는 그다지 놀라운 일이 아니었다. 나는 호르몬을 다룬 책들을 읽기 시작했고, 자연요법을 실천하면서 호르몬 검사도 함께 실행했다. 검사 결과, 에스트로겐의 수치가 높고 프로게스테론의 수치가 낮았으며, '부신 피로 증후군'이라는 진단을 받았다.

먼저 생체 동일 호르몬 요법을 실행하면서 호르몬 수치가 뚜렷하게 개선되었으나, 얼마 지나지 않아 원래 상태로 돌아갔고, 이 요법으로 주목할 만한 효과는 보지 못했다. 이후 골반 초음파검사를 진행했고, 자궁내막의 두께가 비정상적으로 두껍다는 진단을 다시 받았다. 그 후 MRI 검사 결과, 자궁선근증이 확실하다는 진단을 받았다.

자궁선근증으로 인해 월경통 등의 증상이 나타날 수 있으며, 비정상적으로 존재하는 자궁내막 조직에 의해 자궁의 크기가 커져 복부가 팽창되는 경우가 많다.[8] 자연요법 전문의는 자궁강 내에 장착하여 수정란의 착상을 막는 피임기구인 IUD 또는 자궁 내 링을 장착하자고 했다. 나는 호르몬의 균형을 맞추기 위해 생체 동일 호르몬 요법을 꾸준히 실행하고 있었다. 그 외의 다른 방법은 쓰고 싶지 않았기에 그 제안이 썩 내키지 않았다.

나는 "자궁 내 피임기구를 장착하는 것은 자연요법이 아니잖아요."라고 말했다. 내 말에 자연요법 전문의는 "그렇게 생각하면 호르몬 조절도 체중에 따라 매달 월경량을 절반 정도 감소시키는 방법도 자연요법은 아니에요."라고 대답했다.

결국 나는 고민 끝에 자궁 내 피임기구인 미레나를 장착하기로 했다. 많은 사람이 피임기구를 사용하면 월경 과다증과 월경통이 완화된다고 했지만, 내 경우는 그렇지 않았다.

나는 정보를 끊임없이 찾아보면서 내 증상이 갑상샘기능 저하증과 밀접하게 관련되어 있다는 사실을 발견했다. 또 '하시모토병'이라는 자가 면역질환에 관한 정보도 자세히 살펴보았다. 하시모토병이 갑상샘 기능 저하증과 증상이 매우 유사해서 의사들조차 오진하거나 약을 잘못 처방하는 경우가 많다는 사실을 알게 되었다. 나는 갑상샘 패널 혈액검사를 받아보기로 했다.

갑상샘 패널 검사에서 가장 중요한 부분은 갑상샘 자가 면역 항체 검사이다. 검사 결과, 갑상샘 자가 면역 항체 수치가 높다는 진단을 받았지만, 그렇다고 해서 하시모토병으로 확실하게 진단을 내릴 정도는 아니었다. 그래도 내가 겪은 증상은 갑상샘의 기능을 저하하는 자가 면역질환인 하시모토병의 증상과 유사하게 진행되고 있었다.

내가 읽은 자연요법 책에서는 먼저 글루텐을 섭취하지 말라고 강조했다. 실제로 글루텐을 섭취하지 않으면서 내 증상이 확실히 호전되었다. 그 무렵 내장과 염증을 다룬 건강 관련 도서를 읽기 시작했고, 염증 반응을 일으킬 수 있는 원인이 무엇인지 파악하기 위해 특정 식품에 대한 민감성 반응 검사를 진행했다. 검사 결과 유제품과 계란, 아마시드가 내 몸에서 염증 반응을 일으킬 가능성이 가장 컸다. 이런 식품을 섭취하지 않자 증상은 놀랄 만큼 뚜렷하게 호전되었다.

월경을 할 때도 복부가 팽창하거나 월경통이 발생하지 않았고, 과도했던 월경량이 감소했고, 혈전도 싹 사라졌다. 그동안 시달렸던 직장탈출증 증상도 약간 사라졌다. 그야말로 인생이 완전히 새롭게 바뀌었다. 여전히 월경량이 많고, 가끔씩 혈액이 홍수처럼 쏟아져 나오곤 한다. 하지만 예전만큼 심각한 정도는 아니다. 식단을 철저히 바꾸면서 월경량이 조절되기 시작했다.

나는 코로나19 팬데믹이 전 세계를 휩쓰는 동안 이 책을 쓰기 시작했다. 그 기간에도 월경은 완전히 정상으로 진행되었다. 월경통도 발생하지 않고, 복부도 팽창하지 않고, 정상적으로 5~7일 정도 월경이 진행되었다. 월경 과다증이 사라지니 그야말로 인생이 확 바뀌었다. 나는 당신이 겪고 있는 고통스러운 증상이 완화되길 바라는 마음으로 나의 경험담을 나누려 한다. 사실 좀 더 빨리 결정을 내리고 나 자신을 꼼꼼히 살폈다면 회복 기간이 조금 더 단축되었을 것이다.

내가 겪었던 증상은 과연 자궁선근증 때문이었을까? 아니면 내 몸에 염증이 발생해서 월경 기간에만 드러난 반응이었을까? 월경 과다증과 월경통, 혈전 등의 증상은 흔히 완경기에 접어들수록 당연한 증상으로 간주하고 무시하는 경우가 많다. 하지만 그러한 증상은 우리가 주변에 도움을 요청할 수 있도록 몸이 보낸 중요한 신호인지도 모른다.

완경기에 일어나는 변화

공식적으로는 마지막 월경 후 1년간 월경이 없는 것을 완경으로 진단하므로, 완경기는 엄밀히 말해서 딱 하루일 뿐이다. 완경이 발생한 이후의 기간은 완경 후기로 간주한다. 대부분의 사람은 완경에 이르기까지 수년간 골반저 장애가 발생하거나 증상이 심해진다는 사실을 인지한다. 이러한 증상이 노화와 관련되어 있는지, 아니면 완경기와 관련 있는지 제대로 파악하기는 어렵다. 골반저 장애와 관련된 증상이 발생하거나 악화되는 주된 원인은 에스트로겐의 수치가 감소하기 때문일 것이다.

질 조직과 골반기저근, 자궁 천골 인대에는 에스트로겐 수용체가 존재한다. 완경 이행기와 완경 후기에는 에스트로겐의 수치가 감소하거나 낮아져서 질 조직과 골반기저근, 자궁 천골 인대를 구성하는 콜라겐 수치에 악영향을 미칠 수 있는데, 이런 현상이 질 건조증과 질 위축증의 원인이 될 수도 있다. 이전에는 '질 위축증'으로 알려졌던 '완경기 비뇨 생식기 증후군'은 현재 완경기와 관련된 골반저 장애 증상을 설명하기 위해서도 자주 언급된다.

완경기에 접어들수록 난소의 기능도 떨어지기 시작한다. 난소가 호르몬 생산의 원천이므로, 우리는 난소의 기능이 떨어지면 다른 곳에서 호르몬을 끌어내야 한다. 부신은 신체가 받는 스트레스에 반응해 호르몬을 생산해내는 중요한 내분비기관이다. 우리가 바쁘게 살아가면서 얼마나 많은 스트레스를 받고 있는지, 또 얼마나 많은 사람이 부신 피로 증후군에 시달리고 있는지 생각해보면, 스트레스에 반응해 호르몬을 생산해내는 부신에 의존하는 상황이 이상적이지는 않을 것이다.

또한 완경기 자체가 스트레스의 원인이라는 점에도 주목해야 한다. 완경기에 가까워질수록 사람들은 앞으로 다가올 상황에 두려움을 느끼고 스트레스 호르몬인 코르티솔 분비량도 증가한다. 코르티솔 수치가 증가하면, 근육 분해를 촉진하므로 뇌에 포도당이 더 많이 공급된다. 또한 코르티솔 수치가 증가해 근육 분해를 일으키면 전체적으로 근력이 감소해 보행 능력을 상실하거나 호흡 근력과 심장 기능이 약해지는 등 근육병이 발생하며 신체 기능에도 나쁜 영향을 미칠 수 있다.

게다가 코르티솔 수치가 증가하면 혈당 수치도 증가해 쉽게 갈증을 느낀다. 흔히 식품 섭취량이 조금 더 증가하고, 운동량이 감소해

총에너지가 과잉 상태에 이르면 과잉 에너지가 지방으로 저장되어 비만으로 이어진다. 일반적으로 여성들은 완경기에 가까이 접어들수록 내장 지방 지수와 복부 비만도가 한층 더 증가하는 경우가 많다.

완경 후기에는 테스토스테론 수치가 감소하는데, 이런 현상은 성욕이 감소하고 근육량이 감소하는 원인이 된다. 많은 여성이 체중이 증가하고 골반저 장애 증상이 발생하거나 심해지면, 더욱 열심히 운동을 하려고 한다. 그럴수록 코르티솔 수치가 증가하고, 잠재적으로 골반저 장애 증상이 악화될 가능성이 커진다. 그 결과 완경을 겪으면서는 운동을 완전히 중단하고, 결과적으로 골질량이 감소해 골절과 골다공증이 발생할 위험성이 높아지는 것이다.

신중하게 고민해야 하는 자궁절제술

자궁절제술은 미국에서 여성들이 제왕절개술 다음으로 많이 받는 수술이다. 영국에서 평가한 심층 분석 자료에 따르면, 자궁절제술을 시행한 인구수는 영국인 10만 명 가운데 42명 정도이고, 캐나다는 108명 정도이다. 자궁절제술을 받을 때 대기할 필요가 없는 나라의 경우 자궁절제술을 받은 인구수가 다른 나라에 비해 훨씬 많은데, 독일은 10만 명 가운데 236명 정도이고 오스트레일리아는 165명 정도이다.

미국 질병통제예방센터에 따르면, 2006년부터 2010년까지

40~44세 여성들의 11.7% 정도가 자궁절제술을 받았다.[9] 60세까지는 전체 여성의 3분의 1 이상이 자궁절제술을 받았다. 대부분 이 것이 자궁에 발생한 질병을 해결하는 유일한 선택 사항이라고 믿고 있다. 하지만 생명을 위협하는 정도의 증상이 아니라면 선택적으로 침습성(염증이나 악성 종양 따위가 번져 인접한 조직이나 세포에 침입하는 성질)이 덜한 방법으로 치료해야 한다는 의견이 점차 늘고 있다. 생명이 위험한 정도가 아니라면 먼저 자궁탈출증과 월경 과다증, 유섬유종 등을 치료해야 한다. 골반저 건강 물리치료에 관한 지식이 늘어나고, 소셜미디어를 통해 많은 이들이 자신의 경험담을 공유하면서 무작정 자궁절제술을 시행하기보다 증상의 원인을 자세히 파악하고자 노력하는 움직임이 커지고 있다.

엄밀히 말하자면 자궁절제술은 자궁내막증을 '치료'하는 방법은 아니다. 원인을 제대로 파악하지 않고 자궁절제술부터 시행한다면, 다른 골반저 장애를 겪을 위험이 높아질 수 있다. 월경 과다증의 일반적인 원인은 호르몬 불균형, 특히 에스트로겐이 우세한 현상 때문이다. 이는 '에스트로겐의 수치가 매우 높다'는 의미가 아니라, 에스트로겐과 프로게스테론 간의 비율 차이를 의미한다. 누군가의 프로게스테론 수치가 낮다면, 에스트로겐 우세 현상이 나타날 수 있다. 두 호르몬이 불균형한 원인은 비효율적인 과잉 에스트로겐 제거, 좋지 못한 식습관, 내분비계 교란 물질과 환경 독소 노출, 스트레스, 수면 부족, 갑상샘 기능 저하증, 하시모토병, 탈수증 등 매우 다양하다.

완경 이행기에는 에스트로겐의 수치는 감소하고 배란이 적게 일어나기 때문에 프로게스테론의 분비량도 감소한다. 현대인들은 스트레스를 많이 받기 때문에 혈당 불균형과 높은 코르티솔 수치로 고민하기도 한다. 스트레스를 받으면 신체 내분비기관인 부신이 코르티솔을 더 많이 분비하는데, 스트레스를 계속 받으면 부신이 스트레스를 받는 양만큼 코르티솔을 더 분비하지 못해 다른 호르몬을 사용하기 시작한다. 스트레스가 계속 쌓일수록 부신은 코르티솔을 더 많이 분비하기 위해 프로게스테론을 사용한다. 이런 현상은 에스트로겐과 프로게스테론 사이의 비율적 불균형을 일으키는 원인이 될 것이다.

이런 현상은 내게도 일어났지만 다행스럽게도 나는 적합한 치료법을 찾아냈다. 내가 걱정하는 부분은 여성들이 자신에게 적합한 선택 사항이 존재한다는 사실조차 잘 모른다는 점이다. 의학은 고통스러운 증상이 어떤 원인으로 발생하는지 정확히 파악하지 못한다고 느낄 때 가장 먼저 진을 쳐놓는 방어선과 같다. 우리에겐 훌륭한 전문의가 필요하지만, 그들이 식습관과 생활 방식을 올바르게 바꾸거나, 호르몬과 갑상샘 기능 검사를 진행하는 등 다양한 치료적 선택 사항을 제안하지는 않을 것이다.

- '부분 자궁절제술'은 자궁 몸통(체부)만 절제하고 자궁 경부를 그대로 남겨두는 수술이다.
- '전 자궁절제술'은 자궁 경부를 포함하여 자궁 전체를 절제하는

수술이다.

- '근치 자궁절제술'은 자궁 경부를 포함하여 자궁 전체와 질의 상부를 광범위하게 절제하는 수술이다.

자궁절제술을 받기로 결정했다면, 증상에 따라 난소와 나팔관까지 절제할 것인지에 관해서도 정확하고 세심하게 판단해야 할 것이다. 일단 자궁을 절제하면 월경이 멈출 것이다. 난소도 절제한다면 외과적으로 완경을 유도하게 된다. 그럴 경우 골다공증과 심장병, 치매 등과 관련된 에스트로겐의 신경세포 보호 효과를 잃게 될 것이다.

자궁절제술 중에서도 질 자궁절제술은 침습성이 덜하면서도 가장 흔한 수술 방식이다. 질 자궁절제술(복부가 아닌 질 안에서 외과적으로 절개하여 자궁을 절제하는 수술)과 복강경 자궁절제술(배꼽과 하복부에 지름 1cm 정도의 구멍을 2~3개 정도 뚫고 복강경이라는 기구를 집어넣어 들여다보면서 자궁을 절제하는 수술)은 입원과 회복 기간이 짧고, 통증과 흉터 조직이 적은 편이다. 하지만 부정적인 영향도 있는데, 질과 자궁 주변의 힘줄과 인대가 파열된다는 점이다. 또한 자궁이 절제되면, 자궁 주변을 보호하고 지지하는 구조가 변화되어 질 원개 탈출증(질 복부를 떠받치고 있던 부분이 약해지면서 질 원개가 밖으로 빠져나오는 증상)과 탈장(자궁의 지지를 제대로 받지 못해 체내의 장기가 제자리에 있지 않고 다른 조직을 통해 돌출되거나 빠져나오는 증상)이 발생할 수 있다.

물론 합리적인 이유로 자궁절제술을 시행해야 하는 경우도 있다.

암 환자가 비침습적인 치료 방법을 이미 시도해봤거나 원하지 않는
다면 선택적으로 자궁절제술을 시행할 것이다. 결국 자신한테 가장
적합한 치료 방법을 선택하는 것이 무엇보다 중요하다.

가족력을 통해 정보를 얻을 수 있다

유전은 장기 탈출증을 유발하는 위험 요인이다. 한 실험 결과에 따
르면, 탈출증이나 탈장 질환의 가족력이 있을 경우 이런 질환의 발
생 위험성이 1.4배 정도 더 높았다.[10] 또한 당신의 어머니나 언니
가 요실금을 경험했다면 당신도 요실금을 경험할 가능성이 매우 높
다.[11] 우리는 어머니와 이모, 할머니 등을 통해 잠재적 질환에 관한
많은 정보를 터득할 수 있다. 이들의 건강 기록지를 살펴보고 정확
한 정보를 얻는다면 질병을 예방하는 데 도움이 될 것이다.

관절 과운동성 증후군의 영향

관절 과운동성 증후군은 '마르판 증후군Marfan Syndrome'이나 '엘러
스-단로스 증후군Ehlers-Danlos Syndrome' 같은 결합 조직 질환에 속한
다고 할 수 있다. 관절 과운동성 증후군은 관절의 운동 범위가 증가
해 특정 관절에서 예상되는 정상 범위를 쉽게 벗어나는 상태를 의

미하는데, 70% 정도는 유전성이 있으며, 여성에게서 흔히 나타난다. 이 질환은 콜라겐 수치를 감소시켜 복압성 요실금과 골반 장기 탈출증이 발생할 위험성을 상당히 증가시키는 원인이 된다. 또한 이 질환을 겪고 있는 사람은 복압성 요실금이나 골반 장기 탈출증과 관련된 증상을 민감하게 느낄 수도 있다.

비만과 좌식 생활습관의 영향

신체질량지수(Body Mass Index, BMI)가 25 이상이면 후방 질벽 탈출증(직장탈출증)이 발생할 가능성이 크다.[12] 일반적으로 널리 알려진 바에 따르면, 비만은 요실금과 골반 장기 탈출증을 일으키는 원인이 되며, 체중을 감량할수록 증상을 완화하는 데 도움이 된다고 한다.[13 14] 다만 신체질량지수는 근육량이 많은 사람도 비만으로 나타날 수 있어 오해의 소지가 있다. 과체중이거나 비만인 사람은 현재 복용하는 약품과 식습관, 활동 수준, 질환 유무 등과 같은 요인도 고려해야 한다.

일부 약품은 변비를 일으키거나 체중을 증가시킬 수 있으며, 방광을 자극할 수도 있다. 잘못된 식습관은 과체중이나 비만이 되는 원인이 될 수 있다. 설탕을 너무 많이 섭취하면 염증이 발생할 수 있고, 일반적으로 골반저 장애 증상을 악화하거나 촉발할 가능성이 크다. 근본적으로 운동량 부족이나 앉아서 생활하는 습관은 과체중을 일으키는 원인이 되기도 한다. 골반저 장애를 겪고 있는 사람들은 증상이 나빠질까 봐 운동을 줄이거나 중단할 수도 있다. 운동량이 부족한 생활습관은 골반저 장애와 관련된 증상을 일으킬 위험요인이 되고, 영양분 공급이나 혈액과 림프순환 등을 방해할 수 있고 자세까지 나빠지게 만든다. 올바른 식습관과 적절한 운동은 체중을 감량하기 위해 반드시 필요하며, 결과적으로 골반저 장애와 관련된 증상을 완화하거나 제거하는 데 도움이 될 수 있다.

골반저의 한계점을 고려해서 운동하자

최근 몇 년 동안 골반저 장애에 관한 인식이 증가하면서 신체 움직임과 운동에 관한 실험 연구 또한 증가하고 있다. 지금까지는 이런 움직임이 거의 없었지만, 골반저 전문 물리치료사와 피트니스 전문가들이 공동으로 연구하기 시작하면서 '유익한 운동 목록'과 '해로운 운동 목록'을 만들어내기 시작했으며, 이런 정보가 널리 알려지게 되었다.

달리기는 골반저에 상당히 많은 영향을 미친다. 신체는 늘 아래로 끌어당기는 중력의 영향을 받고 있으며, 지면에 한 발씩 내디딜 때마다 발이 지면을 아래로 밀어내는 힘이 작용하는 동시에, 이와 반대로 지면이 발을 위로 밀어내는 지면 반발력이 작용하게 된다. 이때 신체 중심부에 위치한 골반저가 충격 흡수 장치 역할을 하면서 지면으로부터 받는 충격을 흡수한다. '격렬하게 고강도 운동을 실행한 후에 맛보는 도취감'에 빠져 고강도 달리기에 의존하는 사람들(나도 수년 동안 그들 가운데 한 명이었다)에게 고강도 달리기를 그만둔다는 생각은 감히 상상조차 할 수 없는 일이다.

고강도 달리기를 할 때 소변이 누출되는 증상이 일어날 수도 있으므로, 요실금 패드를 착용하고서라도 고강도 달리기를 하는 경우가 많다. 하지만 그런 불편과 고통을 감수하면서까지 격렬하게 고강도 달리기를 할 필요는 없다. 대신 골반저의 한계점을 섬세하게 고려해야 하고, 반드시 자신의 골반저 상태를 감안해 달리기의 강도나 시간을 조정해야 한다.

이를테면 당신이 평소 바지 안에 덧댄 패치가 젖지 않은 채 3km를 20분 동안 달릴 수 있다면, 운동 시간을 20분으로 정해놓고 더는 단축하지 말아야 한다. 각자 골반저의 한계점을 고려해 시간을 조금씩 서서히 단축해도 되지만, 이때도 골반저 장애 증상의 유무에 주의를 기울여 시간을 적절히 조정해야 한다. 때로는 달리기의 속도를 낮추든, 시간을 단축하든 간에 운동 속도와 시간을 조정한다. 또한 운동을 하고 나서는 며칠 동안 골반저 장애 증상이 어떻게 나타났는지, 얼마나 느껴졌는지 세심히 관찰해야 한다. 골반저가 당신에게 전하는 메시지에 주의를 기울이고 그 메시지에 따라 대응하길 바란다.

물건을 들어 올리는 운동도 문제가 될까

무거운 물건을 들어 올리는 운동은 골반저 장애, 특히 골반 장기 탈출증과 관련이 있어 현재 전문가들 사이에서 신중하게 논의되고 있다. 골반 장기 탈출증에 시달리는 여성 49명을 대상으로 진행한 사례 연구 결과에 따르면, 무거운 물건을 들어 올리는 직업은 골반 장기 탈출증과 확실히 관련이 있었다.[15] 또한 골반 장기 탈출증 수술을 받은 여성들은 무거운 물건을 들어 올리는 직업을 이력으로 보고하는 경향이 높았다.[16]

여성 3,900명 이상을 대상으로 진행한 조사 결과에 따르면, 직업 특성 상 평소 15kg 미만의 물건을 자주 들어 올리는 여성은 운동 삼아 50kg 이상을 들어 올리는 여성보다 골반 장기 탈출증 증상을 더 많이 겪었다.[17] 결과적으로 운동 삼아 무거운 물건을 들어 올리는 여성은 골반 장기 탈출증이 발생할 위험성이 거의 증가하지 않았다. 무거운 물건을 들어 올리는 직업이 일주일에 몇 번 1~2시간 정도 하는 운동보다 물건을 들어 올리는 시간이 훨씬 길기 때문에 골반 장기 탈출증이 발생할 위험성이 증가한다고 추측할 수 있다. 하지만 현재 상황에서는 이런 활동이 골반저에 어떤 영향을 미치는지 확실하게 증명해줄 만한 연구 결과는 존재하지 않는다.[18]

그동안 골반 장기 탈출증을 진단받은 사람들은 무거운 물건을 들어 올리는 운동과 고강도 운동을 피하라는 권유를 받아왔다. 장기 탈출증 진단 자체만으로도 심적으로 힘든 상황에서 신체적 활동까지 제한받는 셈이다. 때로는 신체적 활동을 중단할 경우 사회적 관계가 단절돼 외로움이나 소외감을 느낄 수도 있다.[19] 인간은 신체적으로 건강할수록 바람직한 감정과 에너지를 발산하며, 자존감과 사회화, 행복감, 더 좋은 신체상 등을 경험할 수 있다.

다행스럽게도 현재는 신체적 활동과 운동에 대한 지침이 서서히 바뀌는 추세다. 전문가들 또한 골반 장기 탈출증과 요실금이 있어도 적절한 신체적 운동을 중단하지 않고 지속적으로 이어 나가도록 권장한다. 만약 당신이 이런 증상으로 운동하기가 두렵다면, 적합한 목표를 세워 '할 수 있는 정도'로만 운동을 유지하길 바란다.

스트레스 또한 골반저 장애의 원인

스트레스는 신체적, 심리적인 변화 과정을 모두 동반한다. 스트레스는 골반저 장애를 일으키는 원인이 될 수도 있다. 스트레스를 많이 받으면, 교감신경계가 스트레스 요인에 반응해 과도하게 활성화하면서 신체적인 투쟁 혹은 도피 반응을 촉발한다. 이에 따라 신체는 스트레스가 굉장히 높은 상태를 인식해 코르티솔 분비량이 증가하고, 호흡이 빨라지고, 혈압이 증가하고, 근육의 긴장도가 증가하며, 위험에서 벗어날 준비를 하게 된다.

근육의 긴장도는 목과 가슴, 엉덩이, 골반에서 흔히 발생할 수 있다. 턱 근육의 긴장도(스트레스에 대항한 일반적인 반응으로서 이를 꽉 악무는 반응)와 엉덩이 근육의 긴장도, 골반기저근의 긴장도는 서로 연관되어 있다. 이런 이유로 출산 시에 골반기저근의 긴장도를 낮춰 아기가 세상 밖으로 나올 수 있도록 신음 소리를 내거나 한숨을 내쉬며 턱 근육의 긴장도를 풀어주도록 하는 경향이 있다.[20] 스트레스를 많이 받는 상황에 이르면 부신은 스트레스를 극복하기 위해 아드레날린이라는 호르몬을 분비하는데, 이는 체내 혈액의 흐름에 문제를 일으켜 혈액이 장에서 뇌와 심장, 폐 쪽으로 흘러가는 원인이 된다. 또한 장의 움직임이 둔해져 결국 변비로 이어질 수 있다.

명상은 당신에게 권하는 최고의 스트레스 완화법으로, 일상에서 명상을 계속 실천하기를 바란다. 명상을 하는 방법은 다양하지만, 조용한 장소에서 어떤 방해도 받지 않는 시간에 매일 10분 정도 차분하게 자신만의 시간을 갖는다면 스트레스를 완화하는 데 큰 도움이 될 것이다. 한곳에 자리를 잡고 앉아서 명상하는 게 잘 맞지 않는 사람들은 명상도 하기 전에 스트레스를 받을 수 있으므로, 이때는 요가나 산책을 해도 좋을 것이다. 몸을 움직이는 명상도 스트레스를 완화하는 데 분명 도움이 된다. 명상할 때는 업무나 전화, 자녀 등 외적 스트레스 요인을 모두 차단하고 오로지 자신의 신체 감각에만 집중해 깊게 호흡하며 평온한 마음을 유지하는 것이 중요하다.

스트레스를 완화하는 또 다른 방법은 걷기다. 매일 3~5km씩 걸으면 좋은데, 가급적 자연을 온전히 느낄 수 있는 길을 걷는 것이 좋다. 걷기는 스트레스를 완화할 뿐 아니라 심장과 폐, 뇌, 골반저 건강에 모두 유익하다.

스트레스를 완화하는 박스 호흡법

먼저 박스 하나를 마음속으로 그려 보자. 그리고 박스를 가까이서 자세히 살펴본다고 상상하자. 박스의 여러 면 중 네 곳에는 각각 다음의 호흡법이 설명되어 있다.

① 박스의 상단 모서리를 따라 마음속으로 4까지 세며 숨을 깊게 들이마신다.
② 박스의 옆면을 따라 마음속으로 4까지 세며 숨을 참는다.
③ 박스의 하단 모서리를 따라 마음속으로 4까지 세며 숨을 깊게 내쉰다.
④ 다시 ①로 돌아가기 전에 마음속으로 4까지 세며 느긋하게 숨을 참는다.

골반저에 물리적인 압력을 가하는 배변 습관

우리가 언제, 어떻게 화장실에 가는지, 화장실을 얼마나 자주 가는지를 정확히 파악한다면 골반저 장애 증상, 특히 변비를 완화하거나 치료하는 데 도움이 될 수 있다. 변비는 골반저 건강에도 중요한 영향을 미치므로 자세히 살펴보도록 한다. 일반적으로는 하루에 3번에서 일주일에 3번 정도 배변하는 습관을 '정상적인 배변 습관'으로 간주한다.

일주일에 3번 이하로 배변한다면 보통 변비로 규정한다. 하지만 대부분의 사람은 매일 한 번, 아침에 일어나서 한 시간 이내에 배변하지 않으면 변비라고 스스로 진단을 내리는 경우가 많다. 변비는 대변이 매우 딱딱하게 굳어 있거나, 대변이 아주 작은 알갱이 형태로 단단하게 뭉쳐 있어 배변할 때 무리한 힘을 줘야 하고 배변이 원활하지 않은 특징이 있다. 지속적인 변비는 골반기저근과 인대에 좋지 않은 영향을 줄 뿐만 아니라, 잠재적으로 골반저 기능을 약화하고 신경을 손상할 가능성이 매우 크다. 변비는 방광과 요도에 압력을 가해 정상적인 소변 빈도수보다 자주 갑작스레 소변을 보고 싶은 충동을 느끼는 충동성 요실금 증상을 증가시키는 원인이 될 수도 있다.

변비는 흔한 질환이지만, 골반저에 반복적으로 물리적인 압력을 가해 골반기저근의 긴장도가 매우 높아질 위험성을 증가시킨다. 골반기저근의 긴장도가 너무 높으면 골반 내부 장기에 하향 압력을 가할 수 있는데, 이런 현상은 골반 장기 탈출증과 치질, 항문 열상, 직장탈출증 등을 일으키는 원인으로 작용할 수 있다. 혹시 이런 질환 가운데 하나라도 겪고 있다면, 특히 변비를 예방하는 생활습관을 들이는 것이 중요하다. 직장탈출증에 시달리고 있다면 직장이 질 후벽을 뚫고 불거져 나오거나 항문 밖으로 돌출되어 있어 대변 활동이 원활하지 못할 것이다. 이뿐만 아니라 무리하게 힘을 주지 않고는 대변을 시원하게 보기 어려우므로, 결과적으로 골반기저근의 긴장도가 너무 높아져 골반저 장애 증상이 증가하게 된다.

골반저를 제대로 관리하고 변비를 예방하려면 소화 기능과 체내 수분량을 최적화된 상태로 유지해야 한다. 따라서 수분은 하루에 1.5~2L 정도 섭취하고, 수용성 섬유질과 불용성 섬유질을 대략 35g 정도씩 섭취하는 것을 목표로 세우면 좋다. 영양 전문가나 영양사에게 자문을 구하는 것도 변비를 올바르게 관리하는 데 도움이 될 것이다.

올바른 식습관과 체내 수분량 유지, 스트레스 완화는 변비를 관리하고 치료하는 데 매우 중요하다. 또한 적절한 운동도 배변 활동을 원활하게 하는 데 도움이 되며, 대변 신호에 주의를 기울이는 습관도 대단히 중요하다. 하지만 우리는 스트레스를 받거나 이리저리 바쁘게 뛰어다니는 동안 대변 신호를 무시하거나 대변 신호 자체를 알아차리지 못하는 경우가 많다. 흔히 '변비약'이라 부르는 완화제를 선택하는 경우도 많은데, 변비 증상이 나타날 때마다 대변을 부드럽게 만들고 배변을 촉진하기 위해 완화제에 의존한다면 나중에 더 큰 문제가 발생할 수 있다.

화장실에서 대변을 볼 때의 자세도 중요하다. 변을 볼 때 '스쿼티 포티Squatty Potty(변기 밑부분을 둥그렇게 감싸는 약 18cm 높이의 발 받침대)'를 두면 양발을 그 위에 올려 쪼그려 앉은 자세를 취하게 된다. 이런 자세는 무릎이 엉덩이보다 올라가 있어 두덩곧창자근이라는 골반기저근을 이완시킨다. 대변을 볼 때 쪼그려 앉은 자세를 취하면 직장(대장의 일부)의 주름이 펴져 배변 활동이 훨씬 더 순조롭게 진행된다. 스쿼티 포티는 발목 자세가 발바닥 굽힘 자세(발가락이 아래쪽을 향해 위치상으로 발뒤꿈치보다 낮은 발목 자세)를 취하도록 각도가 앞으로 약간 기울어져 있어 골반기저근을 이완하는 데 도움이 된다.

그렇다고 스쿼티 포티를 일부러 구매할 필요는 없다. 유아용 변기 발 받침대를 변기 아래 놓고 양발을 올려 엉덩이의 각도를 살짝 줄이면 스쿼티 포티를 이용할 때와 같은 자세를 취할 수 있다. 이때 훨씬 더 좋은 방법은 양 무릎 위에 양 팔꿈치를 올려놓고 몸을 약간 앞으로 숙여 요추를 길게 늘이는 것이다. 이렇게 하면 대변의 '출구 경로'가 곧게 일직선으로 펴져 과도하게 힘을 주지 않아도 배변 활동을 원활하게 진행할 수 있을 것이다.

반드시 기억해야 할 또 한 가지 중요한 사실은 대변 신호를 절대 무시하지 말아야 한다는 점이다. 대변 신호를 감지하면 곧바로 변기에 앉아 발 받침대 위에 양발을 올려놓고 쪼그려 앉은 자세로 깊게 심호흡을 한다. 또한 그 자세에서 몸통을 왼쪽에서 오른쪽으로 회전하거나, 돌돌 말아 올린 수건을 복부에 대고 복강 내압을 증가시키면 배변 활동을 더욱 원만하게 진행할 수 있을 것이다.

변기에 앉은 지 5분이 지나도 배변 활동이 진행되지 않는다면, 계속 앉아 힘을 주지 말고 바로 일어나도록 한다. 그런 다음 레몬차를

한 잔 마시거나, 조금 걷거나, 엉덩이를 발뒤꿈치 위에 대고 무릎을 꿇은 자세로 앉아 배변 신호가 느껴지는지 잘 살펴보자. 배변은 아침 시간에 시도하는 것이 가장 좋은데, 아침 식사를 하고 뜨거운 음료를 섭취한 지 20분 후에 배변 활동을 시도하는 것을 권장한다. 커피나 레몬차도 장을 자극해 장운동을 활발하게 촉진하는 효과가 있다.

변비에 시달리고 있다면, 매일 아침 올바른 배변 습관을 들일 수 있도록 노력해보자. 아침에 일단 따뜻한 레몬차를 한 잔 마시면 소화력을 향상할 수 있고, 장을 자극해 장운동을 촉진하는 데도 도움이 될 것이다. 매일 아침 평소 일어나는 시간보다 약간 일찍 일어나 자신한테 집중할 수 있는 조용한 시간을 가져보는 것도 마음을 편안하게 하는 데 도움이 될 것이다.

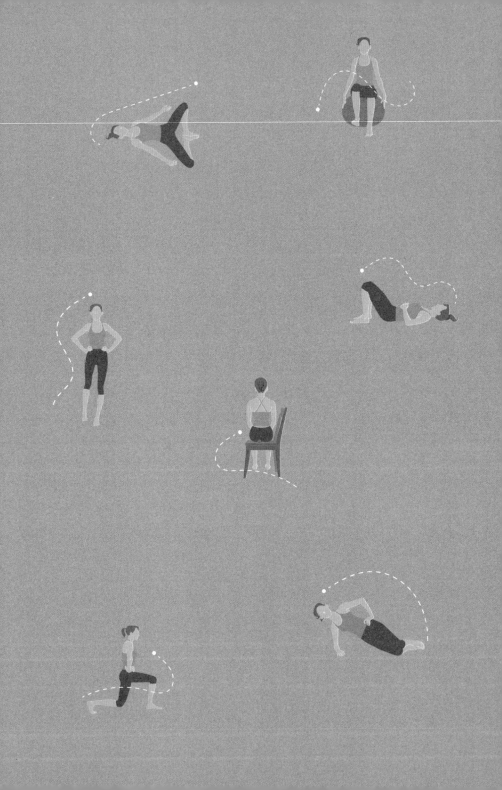

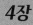

4장

골반저 장애를 일으키는 위험 요인

임신과 출산은 골반저에 어떤 영향을 미칠까

임신과 출산을 경험한 여성이라면 골반저 건강에 악영향을 미치는
'순간'을 경험했을 가능성이 크다. 이번에는 임신과 출산을 경험한
여성들이 골반저 건강을 제대로 관리하고 회복하는 데 도움이 되
는 정보를 제공하고자 한다. 여성뿐만 아니라 신체적 부상을 당해
골반저 기능이 정상이 아닌 남성 또한 자신한테 적합한 치료 방법
을 찾아야 할 것이다. 최근 들어 임신과 출산이 골반저 장애를 일으
키는 위험 요인이라는 연구 결과가 발표되었고, 의학계에서도 이를
인정하는 분위기다. 2003년의 실험 결과에 따르면, 첫아기를 임신
한 여성의 20~60% 정도와 첫아기를 출산한 여성의 3분의 1 정도
가 출산 후 복압성 요실금을 경험했다고 한다. 첫아기를 출산한 여
성의 48% 정도와 여러 번 임신한 여성의 85% 정도는 출산한 지 3
개월 만에 요실금을 경험했다.[1]

출산한 지 12주 만에 요실금을 경험한 여성들을 살펴보면, 92%
정도는 출산한 지 5년이 지났는데도 여전히 요실금에 시달리고 있
었다.[2] 또 다른 실험 결과에 따르면, 출산한 지 3개월 만에 요실금을
경험한 여성의 대략 4분의 3 정도는 출산한 지 6년이 지나서도 요
실금에 시달리고 있었다.[3] 출산한 여성들이 겪고 있는 골반저 장애
증상을 탐구하기 위해 출산한 지 1년이 지난 여성 482명을 대상으

로 설문 조사를 진행했는데, 흥미로운 연구 결과가 발표되었다. 그 결과는 다음과 같다.

- 여성 482명의 87% 정도는 회음부 질환을 경험했다.
- 여성 482명의 53.8% 정도는 복압성 요실금을 경험했고, 36.6% 정도는 충동성 요실금을 경험했다.
- 여성 482명의 54.4% 정도는 성교 통증을 호소했다.
- 여성 482명의 9.9% 정도는 대변실금을 호소했다.
- 회음부 절개술이나 회음부 열상을 경험한 여성의 32.6% 정도는 지금도 여전히 회음부 통증을 호소한다.
- 회음부 질환은 회음부 절개술이나 회음부 1도 열상, 회음부 2도 열상을 경험한 여성들에게 더욱 흔히 발생한다(회음부 3도 열상이나 회음부 4도 열상을 경험한 여성들은 회음부 열상으로 인한 회음부 통증과 회음부 질환 정도를 분석할 만큼 수적으로 충분하지 않았다).
- 회음부 열상을 경험하지 않은 여성의 34.8% 정도가 복압성 요실금을 호소했고, 회음부 열상이나 회음부 절개술을 경험한 여성의 52.7% 정도가 복압성 요실금을 호소했다.
- 회음부 열상을 경험한 여성의 19.5% 정도가 충동성 요실금을 호소했고, 회음부 열상을 경험한 여성의 29.2% 정도와 회음부 절개술을 경험한 여성의 38% 정도가 충동성 요실금을 호소했다.

몇 가지 흥미로운 사실은, 출산 시 회음부 열상이나 회음부 절개술을 경험하지 않은 여성들도 복압성 요실금을 호소하고 있다는 것이다. 이런 현상을 살펴보면 골반저 장애의 위험에 처한 사람은 회음부 외상을 경험한 여성뿐만이 아니라는 것을 알 수 있다. 회음부 절개술을 경험한 여성들과 회음부 1도 열상, 회음부 2도 열상을 경험한 여성들 사이에는 복압성 요실금의 유병률은 차이가 거의 없다는 사실도 매우 흥미롭다. 일반적으로 회음부 절개술을 한 여성들은 출산한 지 몇 년이 지나서도 일상생활에 지장이 있을 만큼 요실금 증상을 호소하는 경향이 컸다.[4]

결혼 연령이 점점 늦어지고 있는 것도 요실금 발생률을 높이는 원인이 될 수 있다. 정상적인 질식 분만을 경험한 지 1~2년이 지난 여성들을 대상으로 진행한 한 연구 결과에 따르면, 질식 분만 당시의 나이가 36세 이상인 여성은 29세 이하인 여성보다 복압성 요실금의 유병률이 4배 정도 높았다. 또 임신 기간에 복압성 요실금을 경험한 고연령 임신부는 임신 기간에 복압성 요실금을 경험하지 않은 고연령 임신부보다 복압성 요실금 증상에 지속적으로 시달릴 가능성이 훨씬 더 컸다.[5]

임신부가 골반저에 대한 관심을 갖고 교육을 받을수록 임신이나 출산 이후에도 골반저의 상태를 정확히 파악하고, 적합한 치료 방법을 선택할 수 있는 확률이 높아질 것이다. 예전에는 임신 자체가 다양한 종류의 질환을 일으키는 원인으로 간주되곤 했기에 임신부는 무조건 충분히 휴식을 취해야 한다고 강조했다. 하지만 최근에는 임신 기간 중에도 적절한 운동을 권장하고 심지어 일부 여성들은 출산한 지 2주밖에 지나지 않아 운동을 다시 시작하기도 한다.

임신 중에 하는 골반기저근 운동법

임신부는 최대한 빨리 골반기저근 운동을 배우고 꾸준히 실행해야 한다. 특히 임신 기간 중 마지막 몇 주 동안은 골반기저근 운동 자세를 살짝 변형해서 자신에게 적합한 골반기저근 운동을 실행해야 한다. 보통 임신 35~37주에는 회음부 마사지를 받는데, 나는 이 시기에 케겔 운동을 약간 변형해서 실행할 것을 권한다.

케겔 운동은 숨을 깊게 들이마실 때는 늑골과 복부와 골반저를 팽창시키는 데 집중하고, 숨을 내쉴 때는 들숨과 일정한 시간적 간격을 두고서 팽창되었던 늑골과 복부와 골반저를 수축시키며 골반기저근을 부드럽게 계속 위로 끌어 올리는 것이다.

정상적인 질식 분만을 진행하는 동안에는 태아 출산 2단계, 즉 태아를 밀어내는 단계에 날숨 과정을 동반한다. 질식 분만을 진행할 때는 태아가 질을 통해 세상 밖으로 수월하게 나올 수 있도록 자궁경부가 점차 얇아지면서 활짝 열려야 하는데, 날숨 과정을 동반하는 태아 출산 2단계에 케겔 운동을 실행하며 골반기저근을 위로 힘껏 끌어 올린다면 질이 수축하여 질식 분만으로 아기를 출산하는 과정에 좋지 않은 영향을 줄 수도 있다.

임신부들이 임신 마지막 주에 다다르면, 숨을 깊게 들이마실 때 늑골과 복부와 골반저를 팽창시키는 데 집중하면서 회음부도 함께 팽창시키고, 회음부를 팽창시킨 상태를 그대로 유지하는 동안 숨을 내쉬는 연습을 반복해서 실행하면 좋다. 간단히 말하면 숨을 깊게 들이마실 때 꽃이 개화하듯 회음부를 팽창시키고, 그 상태를 그대로 유지하는 동안 숨을 내쉬는 연습을 반복적으로 실행해야 한다는 뜻이다.

그다음으로는 반복적으로 연습한 날숨 과정을 태아 출산 2단계에 그대로 적용하기를 권장한다. 자궁 수축이 발생하는 느낌이 들면 숨을 깊게 들이마실 때 늑골 및 복부와 골반저를 팽창시키는 데 집중하면서 회음부도 함께 팽창시키고, 골반저와 회음부를 팽창시킨 상태를 편안하게 그대로 유지하면서 오므린 입술을 통해 숨을 내쉰다.

임신 기간과 출산 후 몇 주 동안은 생물 역학적 변화를 고려해 피해야 하는 운동이 몇 가지 있다. 플랭크와 같이 정적인 자세의 운동은 백색선(앞 배벽의 가쪽 부분을 이루는 세 근육의 널 힘줄이 중앙에서 서로 교차하여 형성된 선)에 압박을 가할 수 있다. 플랭크 운동을 출산 전에 시도하면 아직 출산할 준비가 되지 않은 신체를 강하게 압박해 부정적인 영향을 미칠 수도 있다.

임신 중 호르몬의 변화

임신 중 호르몬이 상당히 중요한 역할을 한다는 사실은 누구나 잘 알고 있을 것이다. 임신부의 신체에 가장 큰 영향을 미치는 주요 호르몬은 다음과 같다.

인체 융모성 성선 자극 호르몬(HCG)

인체 융모성 성선 자극 호르몬(Human Chorionic Gonadotropin, HCG)은 임신한 여성의 태반에서 분비되는 당단백질 호르몬이다. 임신 진단 검사는 혈액이나 소변의 인체 융모성 성선 자극 호르몬 농도를 측정해 임신 여부를 판단한다. 따라서 임신 테스트기를 이용해 소변으로 임신 여부를 확인할 수 있으며, 임신 테스트기 결과가 불명확한 경우에는 혈액검사를 통해 임신 여부를 확인할 수 있다. 인체 융모성 성선 자극 호르몬은 임신한 여성의 태반에서만 분비되며, 소중한 생명체가 자궁 안에서 자리 잡고 있다는 사실을 알려주는 역할을 한다. 인체 융모성 성선 자극 호르몬은 매달 난소에게 자궁 안에서 생명체가 자리 잡고 있으니 난자를 성숙시키는 과정을 멈추라고 알려주는 역할도 한다. 또한 골반으로 공급하는 혈액량을 증가시키는 역할도 하는데, 방광을 비우라는 신호를 자주 보내 소변 빈도수를 증가시키는 원인이 될 수도 있다.

이렇게 방광을 비우라는 신호가 증가할수록 임신부는 화장실을 자주 가게 되지만, 방광이 항상 소변으로 가득 찬 상태라서 신호가 증가하는 것만은 아니라는 사실을 인지하는 것도 중요하다. 사실 방광을 비우라는 신호는 2.5~4시간마다 보내는 것이 정상이다. 하지만 임신부는 인체 융모성 성선 자극 호르몬이 분비되고, 태아가 성장할수록 자궁 내에서 등을 펴거나 움직일 공간이 줄어들어 방광에 더 많은 압력을 가하게 되므로, 자주 방광을 비워야 한다는 느낌이 들 것이다. 임신 기간 동안 방광을 자주 비우라는 신호에 익숙해진다면 아기를 출산하고 나서도 소변이 가득 차기 전에 방광을 비워야 한다는 느낌이 들 수 있다. 그러므로 아기를 출산한 후에는 방광을 재훈련하도록 노력해야 한다.

프로게스테론

프로게스테론은 자궁 근육의 이완 현상을 촉진하고, 수축 현상을 억제한다. 프로게스테론은 골반기저근을 이루는 괄약근과 관련해 중요한 역할을 하는 신체의 모든 평활근(민무늬근)을 이완시킨다. 또한 장내 연동운동과 관련된 근육을 이완시켜 변비를 일으키는 원인이 될 수도 있다. 변비는 특히 임신 초기에 흔히 발생한다. 변비가 지속되면 무리하게 힘을 가해야만 배변이 가능한데, 이 과정에서 골반저에 나쁜 영향을 미칠 수 있다. 골반저는 출산 중에도 많은 압력을 받게 되므로 임신부는 매일 배변 활동을 원활하게 진행하면서 골반저에 과중한 압력이 가해지지 않도록 노력해야 한다.

따라서 임신한 여성들은 하루에 수분을 1.5~2L 정도 섭취해 체내 수분량을 신체에 최적화된 상태로 유지하고, 고섬유질 식품(수용성 섬유질과 불용성 섬유질이 풍부한 식품)을 섭취해야 한다. 원활한 배변 자세를 위해 화장실에 변기용 발 받침대 스쿼티 포티를 갖추면 좋다. 꾸준한 운동도 도움이 될 수 있으므로 되도록 매일 걸으면 좋다. 걷기는 골반저 건강뿐만 아니라 정신건강에도 매우 유익하다.

에스트로겐

에스트로겐은 태아의 부신에서 호르몬을 분비하도록 자극하고, 자궁의 발달을 촉진해 자궁내막을 두껍게 만들며, 출산이 다가오면 자궁 수축 호르몬인 옥시토신과 함께 분비량이 최고로 증가해 자궁 근육을 강하게 수축시킬 수 있다. 임신 중기에 에스트로겐은 모유를 생산할 수 있도록 임신부의 수유관을 확장하고, 유방을 확장해 모유 수유를 준비하는 데 중요한 역할을 한다. 임신부의 유방이 커지면 자세에 좋지 않은 영향을 미칠 수 있다. 임신부는 유방의 무게 때문에 어깨가 굽는 경우가 많으며, 태아가 성장함에 따라 그만큼 배가 볼록하게 부풀어 오른다. 이때 코어를 애써 조절하기 위해 무게중심을 이동하며 몸을 뒤로 기울일 수 있다. 임신 중에는 자신의 유방 사이즈에 맞는 임산부용 브래지어를 착용해야 하며, 변화하는 신체에 적응할 수 있어야 한다.

릴랙신

릴랙신은 주로 관절을 지지하는 인대를 이완시키는 역할을 하고, 일반적으로 임신과 관련된 통증을 일으키는 원인이 되는 경우가 많다. 릴랙신은 난소와 태반에서 분비되며, 자궁경관을 부드럽고 길게 확장할 뿐만 아니라 골반 내 인대를 이완시켜 분만을 용이하게 하는 역할도 한다. 릴랙신 분비량은 임신 첫 3개월과 출산할 때 최고조에 이른다. 아기를 출산하고 산모의 체내에서 릴랙신 분비량이 매우 높은 수준을 얼마나 오랫동안 유지하는지 정확히 알려지지는 않았지만 대략 4~9개월 정도로 추정된다. 그러므로 임신과 출산을 경험한다면 모든 관절, 특히 골반 내 관절에서 다소 안정감이 떨어진다고 느낄 수 있다.

백색선(Linea Alba, LA)은 릴랙신의 영향을 받는 신체의 또 다른 부분으로, 복부를 이루는 주된 세로 근육인 복직근 사이에 존재하는 결합 조직성 띠다(백색선에 관한 자세한 설명은 113쪽의 복직근 이개(복직근 분리증)를 참조하길 바란다). 태아가 성장함에 따라 자궁이 성장하는 태아를 수용하도록 백색선의 폭이 확장되는데, 이때 확장되는 백색선에 의해 복직근이 복부 정중앙선에서 좌우 양쪽으로 멀어져 부분적으로 분리되거나 완전히 분리되는 복직근 이개 현상이 발생한다.

임신부는 임신 중에 일어나는 호르몬 변화가 자신의 신체 구조에 어떤 영향을 미치는지 제대로 파악하고, 골반 내 관절의 안정감이 떨어지고 있다는 사실과 복직근의 백색선이 최적의 범위를 넘을 만큼 확장되어 복직근 이개 증상이 발생하고 있다는 사실을 정확히 이해해야 한다. 그런 다음 자신한테 적합한 운동을 선택해서 지속적으로 실행해야 한다. 그래야만 부상을 당하거나 골반저 장애가 발생할 위험성을 줄이고, 출산 후에도 좀 더 수월하게 회복할 수 있을 것이다.

임신으로 생기는 호흡기 장애 증상

임신 초기에는 호르몬 변화 때문에 숨을 쉴 수 없을 정도로 답답하고 숨이 차는 느낌을 경험할 수 있다. 실제로 우리 몸의 호흡기관이 더 많은 산소를 체내로 들여오고 있다고 하더라도 호흡이 편하지 않을 수 있다. 일반적으로 숨을 들이마실 때는 횡격막이 아래로 내려가서 흉곽이 이루는 흉강의 공간이 넓혀져 폐활량을 높여주는데, 태아가 점점 성장할수록 숨을 들이마실 때 흉강의 공간이 감소하므로 숨을 깊게 들이마시며 심호흡하기가 힘들어질 가능성이 크다. 또한 신체가 복사근(복근 중에서도 회전에 관여하는 근육으로 길이가 길고 사선으로 형성되어 있어 신체 여러 부위의 통증을 일으키는 근육)을 꽉 조이거나 과도하게 사용해 외측 복부의 스트레칭을 보완하는 경우에는 호흡이 최적화되지 못한 방식으로 이뤄질 수도 있다.

임신한 여성은 자주 일어서서 몸을 움직여야 한다. 흉곽이나 복사근에 긴장 상태가 계속 유지되면 숨을 깊게 들이마시는 동안 늑골이 팽창하고 횡격막이 아래로 내려가는 정도를 제한할 수 있으므로, 옆구리 근육과 복사근을 충분히 이완하도록 스트레칭을 자주 하면 좋다.

신체 정렬에 주의하자

태아가 성장함에 따라 크고 볼록하게 부풀어 오르는 배는 신체의 무게중심을 이동시키는 원인이 된다. 이를테면 무게중심이 발 앞부분이 아니라, 오목한 발바닥 가운데 부분과 발뒤꿈치에 위치해야 안정적이고, 늑골은 골반 위에 자리 잡고 있어야 한다. 임신부 중에 발이 커졌다고 느끼는 경우도 있는데, 정확히 설명하면 엉덩이 외부 회전 범위가 감소하여 허벅지가 안쪽 부분으로 회전하고 발바닥의 오목한 부분이 더 낮게 드리워지게 된 결과일 수 있다.

임신 중에 나타나는 호르몬 변화는 발바닥 중심이 오목하게 들어가도록 아치형 구조를 형성시키는 발의 인대를 부드럽게 이완시켜 임신 중에 발 크기가 커진 듯한 착시 현상을 일으킬 수 있다. 임신 중 신체 구조에 적합한 활동과 운동을 한다면 엉덩이 외부 회전의 범위를 넓히고 근육을 강화하는 데 도움이 될 것이다. 임신 중에는 발의 근육이 제대로 작용하도록 편한 신발을 고르거나 맨발로 더 많은 시간을 보내는 것이 좋다.

임신부는 배가 점점 커지더라도 자신의 무게중심을 골반 위에 계속 유지할 수 있어야 한다. 하지만 앉아서 생활하는 시간이 증가한 데다 쪼그리고 앉는 자세를 잘 취하지 않고 운동도 부족하므로, 점점 더 커지는 배의 균형을 잡을 만큼 엉덩이 근육인 둔근을 강하게 단련하지 못한다. 이런 이유로 인해 무릎 뒤쪽 힘줄인 오금줄이 짧아지고, 골반이 앞쪽으로 밀리고, 엉덩이가 평평해지며, 골반기저근이 단단하게 뭉쳐서 굳어지는 듯한 현상을 초래한다. 임신 중에는 특히 둔근 운동을 실행해 둔근을 강화해야 한다.

임신 중이든 아니든 신체 정렬을 최적화하는 방법이 있다. 우선 양발을 골반 너비로 벌리고 서서 앞을 바라본다. 회음부(질과 항문 사이의 부분)가 양쪽 발목 사이의 공간 위에 위치하도록 한다. 그런 다음 엉덩이가 꽃처럼 활짝 피어오른다는 느낌으로 엉덩이에 힘을 완전히 풀고 둔근을 이완한다. 신체 정렬을 최적화하려면 이런 방법을 반복적으로 실행해야 하지만, 처음에는 다소 어색하고 낯설게 느껴질 수 있다. 대부분의 사람은 이 방법을 실행할 때 신체가 앞으로 기울어지거나 엉덩이를 뒤로 내밀고 있는 것처럼 느낄 수 있다.

신체 정렬이 올바른 자세의 결과물이라는 사실을 기억하고 앉아서 지내는 시간을 최대한 줄이고, 전체적으로 단단하게 뭉쳐서 굳어진 근육을 부드럽게 풀어주는 운동을 반복해서 실행한다면 신체 정렬을 최적화할 수 있을 것이다.

복부에는 어떤 변화가 생길까

태아가 성장할수록 배가 앞으로 불룩 솟아 나오면서 골반을 끌어당기는데, 이때 골반이 앞쪽으로 기울기 시작해 결과적으로 허리 요추 커브가 상당히 비정상적으로 증가하는 경향이 있다. 태아가 점점 더 성장할수록 앞으로 불룩 솟아 나온 배의 무게가 증가해 당연히 신체를 뒤로 젖히면서 골반을 앞으로 내밀게 되는데, 이것은 매우 자연스러운 현상이다. 하지만 이 자세로 인해 허리 요추 커브와 둔근의 활동성이 과도하게 증가해 하부 요통이 발생할 가능성이 크므로 가급적 이런 자세를 취하지 않으려고 노력해야 한다.

대부분의 임신부는 임신 중에 일어나는 이런 미묘한 변화를 정확히 인지하지 못할 뿐 아니라, 호르몬의 변화로 인해 다양한 통증이 흔하고 자연스럽게 나타난다고 생각한다. 하지만 평소의 자세를 명확히 파악하고, 골반기저근의 긴장도를 완화하며, 둔근을 강화하는 운동을 반복적으로 실행한다면 복벽에 압박이 가해지는 통증이 감소하고, 무게중심의 변화도 줄어들 것이다.

임신 중에는 복직근 사이에 존재하는 결합 조직성 띠, 즉 백색선의 폭이 매우 확장되어 복직근이 복부 정 중앙선에서 좌우 양쪽으로 멀어져 부분적으로 분리되거나 완전히 분리되는 복직근 이개 증상이 발생한다. 흔히 복직근 이개 증상을 예방하기 힘들다고 생각하거나 복직근 이개 증상에 적응하고 익숙해지는 경우가 많다. 하지만 조금만 주의를 기울인다면 복직근 이개 증상을 줄여나갈 수 있다. 그러기 위해서는 코어 내의 움직임을 조절하고 안정시키는 역할을 하는 심부 근육의 활동성을 끊임없이 인지하는 것이 중요하다.

또한 복직근을 탄탄하게 만들어 백색선의 확장된 범위를 원래의 상태로 회복시킨다는 목표를 세우고 출산 후에도 신체를 복원하고 기운을 회복하는 운동을 실천하는 것이 중요하다. 복직근 이개 증상을 겪은 여성의 50% 이상은 요실금이나 골반 장기 탈출증과 같은

골반저 기능 장애 증상에 시달리는 경향이 있기 때문이다.[6]

복직근 이개 증상을 진단하고 관리하는 법

복직근 이개(복직근 분리증)는 백색선의 폭이 확장되어 복직근이 복부 정 중앙선에서 좌우 양쪽으로 분리되는 현상이다. 이때 복부 정 중앙선에는 백색선이 존재한다. 백색선은 말 그대로 '하얀 선'을 의미하며, 복부 정 중앙선에 위치한 주된 세로 근육인 복직근 사이에 존재하는 결합 조직성 띠다. 임신 중에는 신체 부위에 색소침착이 발생하면서 백색선이 어두워질 수 있는데, 검게 어두워진 백색선을 '흑선'이라고도 한다.

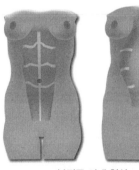

@PelvienneWellness

복직근 이개 현상

백색선은 콜라겐 섬유가 뒤엉켜서 생긴 복잡한 결합 조직성 띠다. 복근은 여러 층으로 겹쳐 있으며 가장 안쪽부터 배가로근(복횡근)과

내복사근, 복직근, 외복사근으로 구성되는데, 이때 백색선은 복직근의 중앙 지점에 삽입되어 있다. 백색선의 폭이나 복직근이 복부 정 중앙선에서 좌우 양쪽으로 분리되는 거리를 '복직근 사이의 거리(Inter-Recti Distance, IRD)'라고 한다. 복직근 사이의 거리(또한 복직근 사이의 '간격'이라고 하는 경우도 많다)는 검상돌기와 치골 결합 사이의 거리에 따라 다양하게 나타난다.

기능적인 면에서 살펴보면, 백색선은 코어근육이 허리를 지지하고 보호하며 척추가 받는 힘을 분산시키도록 도와주는 역할을 한다. 다시 말해 백색선은 물리적인 힘에 즉각 반응하여 안정성을 높이고, 복근이 서로 일정한 거리를 유지하도록 도와주는 역할을 한다. 백색선이 어떻게 존재하는 것이 정상인지 정확히 밝혀지지는 않았지만, 태아가 성장함에 따라 배가 크게 부풀어 올라 자궁이 성장하는 태아를 수용하도록 백색선의 폭이 확장되며, 이때 확장되는 백색선에 의해 복직근이 복부 정 중앙선에서 좌우 양쪽으로 분리되는 복직근 이개 증상이 발생한다. 남녀를 불문하고 체중이 증가하거나 복부 비만으로 허리둘레가 증가하면, 같은 원리로 복직근 이개 증상이 발생할 수 있다.

'이개'라는 용어는 분리를 뜻하지만, 복직근의 중앙 지점에 백색선이 삽입되어 있어 백색선에 의해 좌우로 나뉜 복직근들이 서로 합쳐져서 하나가 되지 못하고 복직근 사이의 거리가 항상 존재하며, 복직근 사이의 정상적인 거리를 정확히 규정하지 못하기 때문에 특정 기간에 복직근 이개 증상이 발생한다는 말 자체는 오해의 소지가 있을 수 있다. 한 연구 결과에 따르면, 복직근 사이의 정상적인 거리가 각기 다른 수치로 판단되는 이유는 복벽의 각각 다른 위치에서 거리를 측정했기 때문이다. 따라서 출산을 경험한 여성들은 복직근 사이의 거리가 출산을 경험하지 않은 여성보다 훨씬 더 큰 수치로 측정되어도 '정상'으로 간주할 수 있다.[7]

최근 들어 의학계에서는 복직근 사이의 정상적인 거리를 판단하기 위해 실제로 복직근 사이의 거리를 측정하는 것이 아니라, 신체를 움직일 때와 움직이지 않고 정지할 때 백색선이 원래의 상태를 얼마나 유지하는지, 즉 신체의 움직임 정도에 따라 백색선의 활동성이 어떻게 변화하는지를 파악해야 한다는 사실을 인지하는 추세다. 다이앤 리Diane Lee와 폴 호지스Paul Hodges 박사가 진행한 실험 결과에 따르면, 실험 참가자들이 신체를 잔뜩 웅크리고 활동할 때 복직근 사이의 거리는 감소했으나, 백색선은 약화하여 축 늘어지거나 뒤틀리고 일그러졌다. 즉 복직근의 긴장도가 감소한 것이다.

배가로근은 복직근이 단축성 수축을 시작하기 전에 미리 활성화하여 복직근의 긴장도를 유발해 복직근 사이의 거리가 감소한 정도를 낮추고 백색선이 축 늘어지거나 뒤틀리고 일그러지는 정도를 감소시켰다. 다이앤 리와 폴 호지스 박사는 배가로근(복횡근)이 복직근의 긴장도를 일으키면서 복직근 사이의 거리가 증가하도록 복직근을 좌우 양쪽으로 끌어당기지만, 그 외에도 신체가 가중된 복직근의 긴장도에 잘 견딜 수 있도록 외부의 힘을 필요에 따라 효과적으로 몸통을 통해 분산시키며 척추와 골반의 안정성을 엄격하게 관

리하는 역할을 한다고 주장한다.[8]

백색선이 축 늘어지거나 뒤틀리고 일그러지는 현상을 주의 깊게 살펴본 또 다른 실험 결과에 따르면, 복직근 이개 증상은 실험 참가자들이 신체를 다소 웅크리고 움직이는 동안 백색선이 축 늘어지거나 몹시 뒤틀리고 일그러지는 정도와 관련이 있었다. 복직근 이개 증상을 초기에 치료하기 위한 운동은 척추와 골반의 안정성 관리에 매우 중요한 역할을 하는 배가로근에 중점을 두었다. 하지만 더 많은 연구 결과에 따라 복벽 전체를 포함한 포괄적인 운동 방법이 복직근 이개 증상을 치료하고 관리하는 데 유익할 수 있다는 사실이 명백하게 드러나고 있다.

당신이 복직근 이개에 관해 어느 정도 들어봤거나 이와 관련한 정보를 찾아봤다면 '복직근 이개를 손가락으로 평가하는 방법'을 접했을 것이다. 이 방법은 지금도 활발히 적용되고 있으며, 정확하게 시행했을 경우에는 매우 중요한 정보를 제공할 수도 있다. 처음에는 이 방법이 복직근 사이의 거리를 측정하기 위한 수단으로 여겨졌지만 최근에는 신체를 움직이지 않고 정지 상태에 있을 때 백색선이 정상적인 상태를 유지하는 정도, 골반기저근의 수축 정도, 복직근 사이의 정상적인 거리가 복벽의 위치에 따라 각기 다르게 측정되는 정도까지도 평가할 수 있도록 범위가 확장되었다. 따라서 이 방법은 궁극적으로 복직근 사이의 거리를 판단하기 위한 검사가 아니라 복직근 사이의 거리와 관련된 모든 사항을 세밀하게 조사하는 검사라 할 수 있다.

코어 기능의 관점에서 살펴볼 때, 복직근 이개가 건강상 우려되는 문제인지의 여부는 두 복직근 사이의 거리보다 백색선에서 긴장도를 일으키고 유지할 만한 능력을 갖췄는지에 따라 달라진다. 이때 백색선에서 긴장도를 생성하고 유지하는 데 가장 중요한 부분이 바로 골반기저근이다. 골반기저근을 수축하면, 이와 동시에 백색선을 긴장시키는 배가로근(복횡근)도 함께 수축한다(또는 수축해야 한다).

소셜미디어에서 복직근 이개에 관한 대부분의 정보는 주로 시각적이거나 심미적인 관점에 중점을 둔다. 또한 복직근 이개를 손가락으로 평가하는 방법을 복직근 사이의 거리를 판단하기 위한 검사 방법이라고만 이야기하는 경우가 대부분이다. 그렇다고 해서 복직근 이개가 복직근 사이의 거리와 관련성이 없다는 의미는 아니지만, 사실 복직근 이개는 코어 기능의 관점에 더 중점을 두어야 한다. 복직근 이개를 시각적이거나 심미적인 관점에서만 바라보고 제대로 치료하지 않는다면, 요통과 골반 통증, 요실금, 골반 장기 탈출증으로 이어질 가능성이 크다. 또한 내장을 받쳐주는 근육층인 복벽이 긴장도를 거의 유지하지 못하고 복부 손상이 발생할 위험성도 증가할 수 있다.

복직근 이개 증상을 치료하고 관리하는 데 도움이 되는 운동 방법은 누워 있거나 앉아 있는 자세에서 호흡을 진행하고, 서서히 백색선에 압박을 가하면서 코어근육인 복직근과 골반기저근을 수축하도록 시도하는 것이다. 이때 백색선에 서서히 압박을 가하면서 복직근과 골반기저근을 수축하는 과정이 가장 중요하다.

백색선에 압박을 가해 긴장을 일으키고 골반저 기능을 제대로 작동한다면, 그다음에는 백색선뿐만 아니라 또 다른 코어근육에도 압박을 가해 긴장을 일으키고 유지할 수 있도록 플랭크와 팔굽혀펴기, 회전 운동 등과 같이 한층 더 강도 높은 운동을 진행하면 된다.

출산 과정이 골반저에 미치는 영향

임신을 겪은 신체에서 일어나는 모든 변화와 적응의 맨 꼭대기에는 출산 과정이 자리 잡고 있다. 질식 분만과 제왕절개 분만 모두 골반저 손상이나 지속적인 골반저 기능 장애와 매우 밀접한 연관이 있다. 질식 분만과 제왕절개 분만은 골반저를 구성하는 신경과 조직, 근육에 극도의 긴장과 압박을 가한다. 회음부 3도 열상과 회음부 4도 열상을 경험한 사람들은 골반저 장애, 특히 지속적인 통증과 요실금이 발생할 위험성이 훨씬 더 크다. 산부인과적 항문 조임근 손상은 회음부 3도 열상과 회음부 4도 열상을 포함한다. 여성들의 85% 정도는 출산이 진행되는 동안 회음부 열상을 경험하며,[9] 이들 가운데 0.6~11% 정도는 회음부 3도 열상이나 회음부 4도 열상까지 경험할 것이다.[10]

일반적으로 산부인과적 항문 조임근 손상에 장기간 시달려온 사람들은 성교 통증과 회음부 통증, 대변실금을 호소하는 경향이 있다.[11] 산부인과적 항문 조임근 손상은 주로 출산 후의 성관계를 지연

시키고, 출산 후 1년이 지나서도 성교 통증을 일으키는 주요 원인이
된다.

출산 시 힘을 주는 시간도 중요하다

태아를 밀어내기 위해 지속적으로 힘을 주는 시간 또한 신중하게
고려해야 한다. 일반적으로 태아 출산 2단계(힘을 줘서 태아를 밀어
내고, 태아가 만출되는 단계)에서 지속적으로 힘을 주는 시간은 1시
간 혹은 1시간 이하가 이상적이며, 최대 2시간 정도까지는 큰 문제
가 없을 것이다. 하지만 태아 출산 2단계에서 신체적으로 기진맥진
하게 지칠 만큼 오랜 시간(3~5시간) 동안 지속적으로 힘을 주는 경
우가 많은데, 그럴수록 회음부가 상당히 부어오르고 실제로 회음부
열상이 발생할 가능성도 커진다.

2009년에 진행된 연구 결과에 따르면, 첫 번째 아기를 출산하는
과정에서 2시간 이상 지속적으로 힘을 준 여성들과 두 번째 아기를
출산하는 과정에서 1시간 이상 지속적으로 힘을 준 여성들은 회음
부 3도 열상과 회음부 4도 열상이 발생할 가능성이 그렇지 않은 여
성에 비해 훨씬 컸다.[12]

태아 출산 2단계에서 지속적으로 힘을 주는 시간이 1시간 이하
로 짧다고 해도 그 또한 항상 이상적인 것은 아니다. 태아 출산 2단
계 과정을 매우 빠르게 진행한다면, 골반저를 구성하는 조직은 태

아의 머리가 충분히 통과될 수 있을 정도로 서서히 이완할 시간이 부족하기에 회음부 열상이 발생할 위험성이 높아질 수 있다. 태아 출산 2단계에서 지속적으로 힘을 주는 시간은 골반저를 구성하는 신경과 조직, 근육에 극도로 많은 긴장과 압박을 가하는 시간이 길어진다는 것을 뜻한다. 이런 현상은 골반저를 구성하는 신경에 이상이 발생하고, 조직이 정상적인 상태를 유지하는 능력을 상실하며, 골반기저근 조절 능력이 떨어지는 위험성을 증가시키는 원인이 될 것이다.

신중히 고려해야 하는 회음부 절개술

회음부 절개술은 태아 출산 2단계에서 아기가 세상 밖으로 원활하게 나올 수 있도록 훨씬 더 넓은 공간을 만들어주기 위해 회음부를 칼로 절개하는 수술이다. 회음부 절개술이 출산 이후 훨씬 더 심한 통증과 치료의 어려움을 유발하는 원인이 될 수 있다는 사실이 명백하게 드러나는 추세이므로, 최근에는 회음부 절개술이 예전에 비해 줄어드는 경향이다. 하지만 여전히 회음부 절개술이 시행되고 있으므로 담당 의사와 이 문제를 미리 상의하는 과정이 필요할 것이다. 출산 과정에서 회음부 절개술이 필수 사항은 아니라는 사실을 염두에 두고 신중하게 판단해야 한다. 당신이 회음부 절개술에 관해 더 깊이 조사하면 할수록 회음부 절개술을 피하는 편이 낫다는 결론을 내릴 가능성이 크다.

회음부 마사지는 회음부 열상을 예방하는 방법으로 권장되는 경우가 많으며, 일반적으로 임신 35~37주 정도부터 시작하면 좋다. 그런데 출산 과정에서 회음부 마사지를 실행하기도 한다. 그럴 경우 연약한 회음부 조직이 상당히 부어오르고, 회음부 열상이 발생할 위험성이 커진다. 또한 회음부 마사지는 침습성이 강한 방법이기도 하다. 지속적으로 힘을 줘야 하는 태아 출산 2단계는 산모가 오롯이 혼자서 고통을 견뎌야 하는 시간이므로, 출산에 집중하는 순간을 회음부 마사지로 방해받아서는 안 된다.

회음부 마사지 대신 회음부 온찜질을 하면 회음부가 부드럽게 이완될 수 있고, 아기가 머리를 내밀고 세상 밖으로 나오는 중에 조산사나 간호사에게 도움을 요청해 회음부를 아기가 미는 반대 방향으로 압박을 가하도록 부탁할 수도 있다. 출산 전에 의료진과 이런 점에 관해 미리 상의하고 회음부 온찜질이 가능한지의 여부도 확인하면 좋을 것이다.

출산 자세도 고민하자

출산을 순조롭게 진행하고 골반저를 보호하는 측면에서 어떤 출산 자세가 자신에게 가장 적합한지도 고려해야 한다. 출산 자세는 출산 전에 의사나 조산사와 미리 상의해서 결정하는 것이 좋다. 결석 제거술 자세는 산모가 수술대 위에 등을 대고 똑바로 누운 상태에서 엉덩이를 진찰대 끝부분에 오게 하여 진찰대 양편에 있는 발걸이에 양쪽 다리를 올려 고정하는 자세로, 산모한테는 좋지 않지만 지금도 가장 흔히 적용되는 출산 자세다. 이 자세를 취할 경우 산모가 지속적으로 힘을 주는 시간이 길어질 수도 있다. 일반적으로는 힘을 주는 시간이 길어질수록 골반저를 구성하는 신경과 조직, 근육에 극도로 많은 긴장과 압박이 가해진다.

등을 대고 똑바로 누운 출산 자세와 상체를 반쯤 기대고 비스듬하게 반 누운 출산 자세를 취할 때 엉치뼈는 제자리에 고정된다. 아기가 골반 안팎으로 움직일 때, 엉치뼈는 아기가 움직이는 만큼 필요에 따라 이상적으로 자유롭게 움직일 수 있도록 방해를 받지 않고 가로막히는 부분이 전혀 없어야 한다. 하지만 엉치뼈가 제자리에 고정되면 골반 출구가 좁아지고, 꼬리뼈가 움직일 수 없어 아기가 머리를 내밀고 세상 밖으로 나올 수 있는 공간을 충분히 만들어주지 못하게 된다. 따라서 이 자세로는 산모가 지속적으로 힘을 줘서 아기를 밀어내기가 어렵고 힘들 수 있다. 그에 반해 옆으로 누운 출산 자세는 골반의 움직임이 자유로워 회음부 열상이 발생할 가능성이 낮고 회음부를 손상 없이 보존할 가능성도 크다.

회음부 3도 열상과 회음부 4도 열상은 흔히 겸자분만과 관련되는 경우가 많기 때문에 겸자분만 또한 잠재적으로 산후 회복 기간을 길어지게 할 가능성이 크다. 겸자분만을 진행하는 여성의 50% 정도는 출산 후 골반저의 기능과 민감도에 나쁜 영향을 받을 수 있다.[13]

겸자를 사용한 질식 분만은 항문 조임근 중 가장 깊은 곳에 위치해 배변을 조절하는 역할을 하는 항문올림근 파열(Levator Ani Avulsion, LAA) 증상을 일으키는 위험 요인이다. 항문올림근 파열이 부분적으로나 전체적으로 경미하게 발생한 경우에는 시간이 지나면서 저절로 회복될 수도 있다.[14] 하지만 한 번 항문올림근 파열을 경험한 사람은 골반 장기 탈출증이 발생할 위험성이 훨씬 더 높으며,[15] 골반 장기 탈출증 수술을 받은 후에도 골반 장기 탈출증이 재발할 가능성이 한층 더 높다.

개복 출산(제왕절개수술)도 골반저에 영향을 준다

그렇다면 개복 출산은 어떨까? 제왕절개수술은 골반저를 보호할 수 있을까? 제왕절개수술은 질식 분만에 비해 골반저 장애를 일으킬 확률은 낮은 편이지만 요실금이나 골반 장기 탈출증을 비롯해 또 다른 골반저 장애가 발생할 가능성과 무관하지는 않다. 임신 자체만으로도 골반저에 엄청난 압박이 가해지기 때문이다. 많은 사람들이 개복 출산할 경우 골반저 장애가 전혀 나타나지 않는다고 생각한다. "질식 분만보다 개복 분만이 훨씬 더 수월하고 낫다."는 말은 산모한테 도움이 되지 않을 뿐 아니라, 제왕절개수술이 생각보다 큰 수술이라는 사실까지 간과하게 만들 뿐이다.

임신부들은 자궁 내 태아가 역위(태아가 엉덩이를 아래로 취하고 있는 자세)나 횡위(태아가 옆으로 누워 있는 자세)라는 이유, 골반 장기 탈출증을 겪고 있거나 출산 트라우마를 경험했다는 이유 등을 들어 제왕절개수술을 택할 수 있다. 또한 질식 분만을 시도하다 아기가 세상 밖으로 수월하게 나오지 못하면 계획하지 않은 제왕절개수술을 결정해야 할 수도 있다. 하지만 제왕절개술 또한 심각한 부작용을 초래할 가능성이 큰 만큼 절대 가볍게 보면 안 된다. 제왕절개수술은 여러 층으로 구성된 피부와 지방, 결합 조직을 절개하고 자궁을 절개해 아기를 꺼낸 다음, 여러 층으로 구성된 자궁과 피부, 지방, 결합 조직을 절개했던 반대 순서로 꿰매어 봉합하는 과정을 거친다.

제왕절개수술 후 상처가 잘 아물수록 흉터 조직이 눈에 보이지 않을 것이다. 하지만 피부와 지방, 결합 조직 등 정상적인 균형을 이뤘던 여러 층이 변화되므로, 결국 골반저를 구성하는 신경이 손실되고 신경의 민감도가 감소하는 증상으로 이어질 수 있다. 또한 골반저의 기능과 민감도에도 나쁜 영향을 미칠 수 있다. 개복 수술은 복부의 규칙적이고 일정한 균형을 파괴하고, 흉강의 부피를 변화시키는 횡격막의 움직임을 방해하는데, 이런 현상은 골반저의 효능과 기능에 심각한 영향을 미칠 가능성이 크다. 따라서 제왕절개수술을 받은 여성 또한 골반저의 기능이 정상적으로 원활하게 작용하도록 의식적으로 끊임없이 노력해야 한다.

복부 마사지와 흉터 마사지의 중요성

복부 마사지는 제왕절개수술이든 질식 분만이든 횡격막과 골반저 사이의 공간에서 발생하는 긴장 상태를 완화하고 횡격막과 골반저의 기능이 최적화하도록 출산 후에 진행하는 모든 치료 수단 중 가장 중요한 부분에 속한다. 흉터 마사지는 피부 조직 간에 유착 현상이 발생하지 않도록 예방하는 데 도움이 될 수 있다. 유착은 제왕절개수술 후 흉터 조직(결합 조직이 손상되어 변화된 조직) 염증이 심해지고 끈적거리면서 거의 벨크로(찍찍이)처럼 내부 장기 조직에 들러붙는 현상으로, 근육이 수축하고 이완하는 능력을 방해하고 내부 장기 조직이나 주변 조직들의 움직임을 제한하여 통증을 유발할 수 있다.

흉터 마사지는 제왕절개수술을 시행한 지 6주 후부터 시작하는 것이 시기적으로 적합하지만, 수술 후 수년이 지났더라도 유익할 수 있다. 또한 흉터와 흉터 주변 부위를 계속 원활하게 움직이도록 자극해 흉터와 흉터 주변 부위가 부어오르는 정도를 감소시키고 흉터 조직의 민감도를 강화하는 데에도 도움이 될 수 있다. 흉터 마사지는 흉터 조직이 축적되고 유착 현상이 발생하는 정도를 감소시킬 수 있도록 꾸준히 실행하는 게 좋다. 또한 복부 마사지를 꾸준히 규칙적으로 한다면, 복부 내 장기들의 위치를 임신 전의 정상적인 위치로 되돌릴 수 있으며, 동시에 골반저 기능 또한 강화할 수 있다.

출산 후 골반기저근 마사지

제왕절개수술 후 상처가 완전히 치료되었을 때부터 골반기저근을 가볍게 누르면서 통증 없이 최대한 오랫동안 부드럽게 마사지한다면, 흉터 조직을 분해하고 흉터와 흉터 주변 부위가 부어오르는 정도를 감소시키고, 흉터와 흉터 주변 부위의 혈류를 자극하며, 흉터 조직과 골반기저근의 민감도를 강화하는 데 도움이 될 것이다. 골반기저근 마사지를 할 때 꼭 마사지용 오일을 사용해야 할 필요는 없지만, 특별한 경우에는 질을 통해서 접근해야 하므로 질 오일을 사용해야 할 수도 있다.

출산 후에는 치료와 회복에 집중하자

출산은 한 여성의 인생을 송두리째 바꿔놓는 엄청난 사건이다. 감정적으로든, 신체적으로든, 정신적으로든 많은 것이 출산으로 인해 변화한다. 많은 여성이 아기를 출산하는 과정을 거치면서 자신이 매우 나약한 존재라고 느낄 가능성이 크다. 출산을 경험한 여성은 '몸을 임신 전으로 되돌려야 한다'는 강박에 시달리기 쉽다. 사회적 영향으로 자신들이 얼마나 대단하고 힘든 일을 수행했는지, 자신들의 신체가 얼마나 많이 변화되었는지 쉽게 잊어버린다. 그래서 출산하자마자 임신 전의 모습으로 되돌리기 위해 무리한 활동과 고강도 운동을 시도한다.

그에 반해 약해진 신체 부위와 치료와 회복에는 주의를 기울이지 않는다. 많은 여성이 임신 전의 모습으로 보이기를 간절히 바라며, 필수적인 치료나 회복 기간을 건너뛰고 하루 빨리 '정상적인' 활동으로 되돌아가려고 한다. 게다가 불어난 체중을 감량하기 위해 무리하게 고강도 운동에 도전한다. 하지만 신체가 미처 회복되기 전에 격렬한 활동과 고강도 운동을 실행하는 것은 골반저 장애를 발생시키는 원인으로 작용해 오히려 활동적인 생활을 방해하는 결과로 이어질 수 있다.

골반저 장애와 산후우울증의 연관성

골반저 장애는 트라우마(정신적 외상)와 관련이 있으며, 정신건강에도 좋지 않은 영향을 줄 수 있다. 골반저 장애를 겪고 있는 여성들은 산후우울증(Postnatal Depression, DNP)에 시달리고 있을 가능성도 크다. 임신 중과 출산 후 요실금이 발생하고 출산 후에 통증을 지속적으로 느낀 여성 294명을 대상으로 산후우울증 검사를 실시하자, 대부분 양성 반응을 나타냈다.[16]

골반저 장애는 수술적인 치료뿐만 아니라 전통적인 방법으로도 치료할 수 있다. 두 가지 치료법 모두 정신건강을 회복시키는 것으로 보인다. 한 조사 결과에 따르면, 산후우울증과 골반저 통증을 호소하는 여성들이 3개월간 페서리(자궁의 위치를 바로잡기 위해 질 안에 삽입하는 장치)를 사용하는 전통적인 치료 방법을 선택하면서 산후 우울증과 삶의 질이 개선되었다고 한다. 골반 장기 탈출증을 치료하기 위해 수술적인 치료 방법을 선택한 여성들을 대상으로 한 또 다른 연구 결과에 따르면, 산후우울증과 삶의 질은 수술 경과에 따라 극적으로 개선되었다.

코어근육을 재훈련해야 한다

출산 후 근육을 활성화하고, 혈액순환을 촉진하고, 감각을 자극해 몸을 빨리 회복하는 데 도움이 되도록 산후 며칠간은 코어 호흡과 함께 코어 운동이나 골반기저근 운동을 권한다(200쪽 초보자를 위한 업 트레이닝 참조). 산후에 골반기저근 운동을 실행하면 요실금이 발생할 위험성을 줄일 수 있다. 산후 첫 며칠 동안 골반기저근을 자발적으로 수축하는 행위는 다소 고통스럽고 불편할 수 있으며, 특히 회음부 열상이나 회음부 절개술을 경험한 경우에는 더욱 불편하게 느껴질 수 있다. 따라서 숨을 깊게 들이마시면서 골반기저근을 팽창하고, 숨을 깊게 내쉬면서 골반기저근을 수축해 최대한 위로 힘껏 끌어 올릴 때 숨을 깊게 들이마시고 깊게 내쉬는 코어 호흡에 집중하길 권장한다.

골반기저근을 팽창하고 수축하는 과정을 마음속에 그려보며 코어 호흡과 함께 골반기저근 운동을 실행하면 좋다. 그다음에는 코어 호흡과 더불어 골반기저근 운동을 가능한 빠른 속도로 실행해야 한다. 우선 권장하는 운동은 출산 후 몇 주 동안 운동할 준비가 되어 있다고 느낄 때 언제든지 쉽게 실행할 수 있는 '브리지 운동'이다(204쪽 참조). 엉덩이 근육인 둔근은 골반을 지지하고 보호하는 중요한 근육인데, 브리지 운동은 둔근을 강화하는 가장 기본적인 운동이다. 브리지 운동은 출산 과정에서 하향 압력을 받아 아래쪽으로 내려가 있는 골반 내부 장기를 부드럽게 위로 끌어 올려 골반 내부 장기의 위치를 재정비할 수 있도록 도움을 준다. 브리지 운동을 할 때 등을 바닥에 대고 누운 자세는 골반기저근 운동을 할 때 취했던 저부하 운동 자세다.

추가로 권장하는 운동은 앉으면서 무게중심을 이동해 골반 기능을 조절하고 재훈련하는 데 도움이 되는 스쿼트와 한 발로 서서 균형을 잡는 원 레그 스탠드, 런지 운동이다(208~210쪽 참조). 코어 내의 움직임을 조절하고 안정시키는 역할을 하는 심부 근육 그룹인 골반기저근과 횡경막, 배가로근, 다열근을 재훈련하므로 코어 호흡과 함께 실행할수록 시너지 효과를 발휘한다.

출산한 지 8주 정도 지나면서부터는 임신 전부터 꾸준히 해왔던 운동 중 다시 시작하고 싶은 것을 하나씩 추가해도 좋다. 하지만 신체를 온전한 상태로 회복하는 과정은 절대 단순하지 않으므로, 자신의 몸을 잘 살피고 상태에 따라 적합한 운동을 서서히, 순차적으로 진행해야 한다.

고강도 달리기를 다시 시작하려면

고강도 달리기에 의존하는 사람들은 이 운동을 멈추기가 어렵다고 호소한다. 나 또한 고강도 달리기를 즐기던 사람이기 때문에 그 마음을 잘 안다. 나는 출산한 지 2주 만에 달리기를 시도했다. 하지만 당신은 절대 그래서는 안 된다. 나는 달리기를 하면서 신체적으로 유익하지 못하다는 사실을 재빨리 깨닫고 중단했다. 고강도 달리기를 하고 싶다면, 먼저 몇 가지 단계를 거쳐야 한다. 예를 들어 30분 동안 빠르게 걷기(골반저 장애 증상이 없고 신체적 건강 상태가 최적일 경우)는 고강도 달리기를 실행하기 전에 반드시 거쳐야 한다. 원 레그 스탠드나 스쿼트, 한 발로 가볍게 뛰는 운동 등 한 발로 서서 균형을 잡는 운동도 중요하다. 하지만 자신의 신체 상태에 따라 단계적으로 서서히 하나씩 더해가야 한다.

고강도 달리기 같은 운동은 복강 내압을 갑자기 상승시켜 출산을 경험한 신체에 골반저 장애를 일으키는 원인이 될 수 있다. 골반기저근을 빠른 속도로 강하게 수축하고 이완하는 골반기저근 운동은 골반 내부 장기를 지지하고 보호하는 데 중요한 역할을 하므로 고강도 달리기에 돌입하기 전에 먼저 실행해야 한다. 연구 결과에 따르면, 고강도 운동은 골반저 장애가 발생할 위험성을 저강도 운동보다 4.59배 정도 증가시킨다.

출산한 여성은 신체적으로 회복하는 시간을 충분히 갖고, 출산 과정에서 하향 압력을 받아 아래쪽으로 내려가 있는 골반 내부 장기를 서서히 위로 끌어올려 골반 내부 장기의 위치를 재정비할 수 있도록 해야 한다. 먼저 코어근육을 강화하기 위한 운동 기반 프로그램과 활동에 참여해야 하며, 조금 힘들더라도 꿋꿋이 코어근육을 재훈련해야 한다. 임신과 출산을 경험한 여성들이 골반기저근과 코어근육을 강화하는 데는 다소 한계가 있을 수 있지만, 약화된 코어근육을 재훈련하는 방법은 생각보다 다양하므로 좌절하지 말자. 절대 골반저 장애 증상을 '그저 임신과 출산 과정의 한 부분'으로 당연하게 받아들여서는 안 된다. 이건 절대 단순한 문제가 아니다. 당신은 충분히 보호받아야 하는 소중한 존재라는 사실을 늘 기억하자.

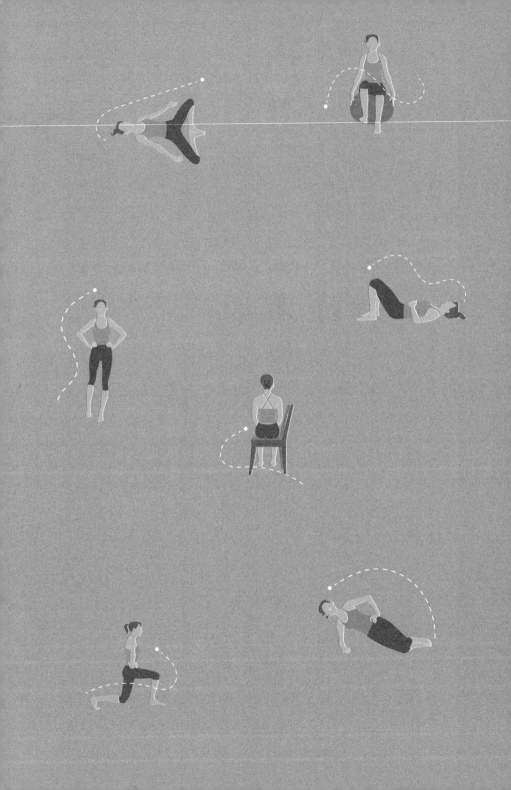

5장

골반저 장애가 정신건강에 미치는 영향

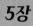

삶의 질까지 해치는
골반저 장애

골반저 장애가 정신건강에 미치는 영향

최근 들어 골반저 건강에 관한 인식이 점점 증가하는 추세이지만, 여전히 골반저 건강을 주제로 허심탄회하게 이야기하기는 쉽지 않다. 우리가 알고 있는 골반저에 관한 정보는 요실금이나 골반 장기 탈출증과 같이 골반저 장애와 관련된 신체적 증상에 중점을 두고 있다. 하지만 골반저 건강에는 지금까지 거의 다루지 않은 또 다른 측면이 있는데, 이를테면 골반저 장애가 신체적 건강뿐만 아니라 정신건강에도 나쁜 영향을 줄 수 있다는 점이다.

골반저 장애에 시달리는 여성 100명 이상을 대상으로 진행한 연구 결과에 따르면, 골반저 장애와 우울증 사이에는 매우 밀접한 연관성이 존재했다. 골반저 장애를 겪고 있는 여성들은 대중매체와 요실금 패드 제조사가 전하는 메시지 때문에 요실금 패드가 '그저 여성용품의 하나'라거나 '아차! 하는 순간에 걱정을 덜어주는 제품'이라고 생각하는 경우가 많다. 또한 대중매체와 요실금 패드 제조사가 요실금 패드를 권장하는 메시지에 따라 이것만 착용하면 마법처럼 자신감을 회복할 수 있다고 생각하기도 한다.

하지만 현실에서는 요실금에 시달리는 대부분의 여성이 이런 증상을 겪고 있다는 사실만으로도 당혹감과 수치심을 느끼고, 수년간 묵묵히 고통을 참고 견디는 경우가 많다. 요실금과 대변실금, 골반 장기 탈출증 같은 골반저 장애는 삶의 질을 급격하게 떨어뜨리고 신체적 건강과 더불어 정신건강까지 무너트리고 만다. '건강이 완전히 무너진 기분이야' 혹은 '임신과 출산이 내 몸을 망가뜨렸어' 라는 말에는 앞으로도 건강 상태가 호전되지 않을 거라는 두려움뿐만 아니라 절망과 원망스러운 감정까지 모두 담겨 있다.

골반저 건강은 삶의 모든 측면과 매우 복잡하게 얽혀 있다. 따라서 골반저의 상태에 따라 도저히 감당하기 힘들 만큼 크나큰 좌절감에 휩싸일 수도 있다. 더구나 골반저 장애를 혼자 참고 견디다 마침내 용기를 내어 의사에게 도움을 요청하지만, 의사가 이를 회의적으로 바라보거나 대수롭지 않게 여긴다면 다시 한번 마음에 상처를 입을 수 있다.

하지만 포기하거나 좌절하지 말고 골반저 전문가나 물리치료사에게도 도움을 요청해보자. 그들은 당신의 문제를 해결하기 위해 장기적인 전략을 제시할 것이고, 이는 골반저 장애를 관리하고 개선하는 데 반드시 도움이 될 것이다. 또한 심리상담사나 심리학자에게 도움을 청한다면 궁극적으로는 감당하기 어려울 만큼 부정적인 감정에서도 벗어날 수 있을 것이다.

자신의 상태에 맞는 운동을 찾자

골반저 장애와 운동에 관한 정보는 특정 운동을 피하라고 조언한다. 이를 자세히 살펴보면, '피해야 할 운동'이 '유익한 운동'보다 훨씬 많은 편이다. 나 또한 예전에는 이런 정보를 염두에 두고 운동을 포기하려 한 적도 있다. 10년 전에는 복직근 이개와 골반 장기 탈출증에 관한 조사 및 연구가 거의 이뤄지지 않았다. 복직근 이개와 골반 장기 탈출증이라는 용어는 건강 관련 분야에서조차 잘 알려지지 않았고, 골반저 전문 물리치료사와 피트니스 전문가들 사이에서도 연구 대상으로 여겨지지 않았다. 하지만 현재는 다양한 연구 결과와 치료 사례, 소셜미디어를 통한 활발한 소통으로 인해 예전보다 훨씬 더 다양한 정보를 접할 수 있다.

이제 우리는 골반저 건강에 관해서도 예전보다 훨씬 더 자세히 알고 있다. 10년 전에 나는 골반저 전문의인 동료들과 함께 내담자들을 대상으로 한 연구를 조심스럽게 진행하고 있었다. 당시 연구에 참여한 사람들은 '피해야 할 운동'으로 간주되는 신체 움직임(예를 들어 무거운 물건 들지 않기, 몸을 비틀지 않기, 달리지 않기, 점프하지 않기 등)을 받아들이지 않고 제한 범위를 넘어선 활동을 시작했다. 그때 나는 '피해야 할 운동' 목록을 보면서 '이런 동작을 모두 피해야 한다면 일상이 가능하긴 할까?'라는 의문을 가졌지만, 공개적으로 이야기할 수 있는 용기는 없었다.

조사 연구에 참여한 사람들이 제한 범위를 넘어 활동을 시작하면서, 마침내 새로운 연구를 시작했다. 그 결과 신체적 활동에 관한 과거의 인식이 새롭게 정립되고 있으며, 점점 더 많은 전문가들이 모든 사람의 신체적 능력이 각기 다르다는 사실을 받아들이고 있는 추세다. 다시 말해 '피해야 할 운동' 목록은 이미 과거가 된 상황이며, 현재는 개인마다 자신의 신체 조건에 맞춰 운동을 선택하고 있다. 지금도 골반저 장애 증상이 심해질까 두려워 운동을 제한하거나 피하는 사람도 많을 것이다. 하지만 자유로운 신체 활동은 골반저 건강뿐 아니라 정신건강을 위해서도 필수적이다. 그러므로 골반저 장애를 제대로 관리하는 데 도움이 되면서도 충분한 만족감을 느낄 수 있는 신체 활동을 찾는 것이 무엇보다 중요하다.

나는 골반저 장애 증상을 느끼지 않는 범위 내에서 운동을 하라고 자주 강조해왔다. 예를 들어, 바지에 패드를 착용하고 달리기를 했다면, 달리는 동안 패드가 축축해지는 정도를 자세히 살피고, 패드가 젖지 않는 상태까지만 달리거나 강도를 조절하라고 말해왔다. 다시 한번 강조하지만, 운동을 하는 동안에도 골반저 장애 증상이 느껴지는지 꼼꼼히 살피고, 운동의 강도를 자신에게 적합한 수준으로 조절해야 한다.

골반저 장애는 다양한 상황에 따라 각기 다르게 발생한다. 하지만 다행히도 골반저 장애는 하루아침에 심각할 정도로 악화되지는 않는다. 우리는 신체 활동을 제시하는 운동 지침을 자신의 상태에 맞춰 적극 활용할 수 있다. 나는 골반저 장애 증상이 조금이라도 나타나면 선택적으로 회복력이 강한 저강도 운동을 더 많이 하고, 운동

계획을 제대로 세울 수 있도록 월경주기를 관찰한다. 우리는 각자 자신에게 적합한 신체 활동을 직관적으로 인식해야 하며, 신체적 건강과 정신적 건강을 지지하고 보호하며 골반저 장애를 완화할 수 있는 운동을 매일 꾸준히 실행해야 한다.

주변에 자신의 상황을 이야기하자

영국의 육아 전문 웹사이트인 넷맘스Netmums가 공인물리치료협회(Chartered Society of Physiotherapy, CSP)와 왕립조산사대학(Royal College of Midwives, RCM)을 대상으로 진행한 설문 결과에 따르면, 설문에 참여한 여성의 50% 정도는 '자신들이 경험한 골반저 장애 증상에 관해 어느 누구에게도 진솔하게 털어놓은 적이 없다'고 답했다.

- 설문 조사에 참여한 여성의 31% 정도만 자신의 증상을 배우자나 동반자에게 털어놓았고, 19% 정도만 어머니나 자매 혹은 가까운 친척과 논의했다.
- 설문 조사에 참여한 여성 10명 가운데 6명은 자신의 증상을 대화 주제에서 '금기사항'으로 여겼다. 또한 설문 조사에 참여한 여성의 56% 정도는 이런 증상이 발생하자 당혹감을 느꼈으며, 16% 정도는 수치심을 느꼈다고 답했다.
- 무엇보다 가장 걱정스러운 사실은 설문 조사에 참여한 여성의 4

분의 3 정도가 '치료 가능한 상태'인데도 전문의나 골반저 전문 물리치료사에게 도움을 요청한 적이 없다고 답한 것이다.

배우자나 동반자가 있는 대부분의 여성은 자신이 골반저 장애에 시달리고 있다는 사실 자체를 수치스럽게 여기거나 상대방이 자신에게 더는 성적 매력을 느끼지 못할까 두려워 증상을 터놓지 않는다. 골반저 장애는 자존감과 신체적 자신감에 매우 부정적인 영향을 미칠 수 있다. 골반저 장애에 시달리는 대부분의 여성은 '돌발적으로 발생'한 이 증상을 상대방이 우연히 알게 되거나 냄새를 맡을까 두려워 친밀한 분위기를 피하고 만다. 이런 상황이 지속된다면 동반자는 상대에게 사랑받지 못한다고 느낄 수 있고, 결과적으로 친밀했던 관계가 무너질 가능성이 크다.

골반저 장애 증상을 솔직하게 털어놓는다면, 대부분의 동반자는 상대를 지지하고 도울 수 있는 방법을 모색하려고 노력할 것이다. 이때 당신이 성 건강 전문가를 찾아간다면 유익한 도움을 받을 수도 있을 것이다. 나는 당신이 골반저 장애 증상을 주변 사람들한테 솔직하게 말할 수 있기를 바란다. 당신은 절대 혼자가 아니다. 우리 주변에는 우리를 도울 수 있는 이들이 생각보다 많이 존재한다. 이것을 기억하고 절대 움츠러들거나 숨지 않길 바란다.

골반저 장애 개선에 성관계도 중요한 이유

성관계는 신체와 정신건강에 유익하지만, 우리가 허심탄회하게 이야기할 수 있는 주제는 아닐 것이다. 한 연구 결과에 따르면, 전문의의 60% 이상은 환자의 성관계에 관해 주도적으로 질문하거나 진료하려 하지 않았다. 대부분의 여성도 어색하고 불편한 분위기를 원하지 않거나, 담당 의사가 불편해할까 봐 진료를 받으면서 성관계에 관한 문제를 직접 이야기하지 못했을 것이다. 하지만 이제는 건강한 성생활을 방해하는 골반저 장애에 관해 더이상 침묵하지 않아야 한다. 골반저 장애 증상이 뜻하지 않게 불시에 발생하면 난감해 하거나 당황하지 말고, 상황이 더 나빠지기 전에 전문의나 성 건강 전문가에게 불편한 점을 모두 이야기하도록 하자.

우리는 성관계에 대해서도 좀 더 진솔하게 털어놓아야 한다. 성관계는 골반저 건강에 유익하므로, 이를 흥미로운 골반저 강화 운동으로 받아들이는 것도 좋다. 하지만 요실금, 골반 장기 탈출증, 통증에 시달리는 여성들은 대개 성행위를 피하는 경우가 많고, 심지어 자위행위조차 기피할 수 있다. 골반저 장애 증상에 수치심과 당혹감을 느끼는 여성은 배우자와의 성관계에 완전히 집중하지 못할 수도 있다. 관계 중에 '상대방이 눈치채지 않을까?', '혹시 냄새가 날까?', '상대방이 볼 수 있지 않을까?' 하는 생각 때문에 걱정할 것이다. 혹은 침대 시트가 젖거나 통증이 심해질까 두려운 감정이 머릿속에 가득 찰 수도 있다.

이런 상황에서는 성관계를 편안하게 즐기기가 힘들고 골반기저근도 긴장 상태를 유지한다. 성관계 중에 요실금이나 골반 장기 탈출증과 같은 골반저 장애 증상이 발생하기를 원하지 않으므로, 골반기저근은 비정상적으로 과도하게 증가한 과활동성 상태를 유지하면서 신체의 긍정적인 반응을 방해하고 오르가슴을 억제할 것이다. 일반적으로 골반저 장애에 시달리는 사람이 성관계 중에 스트레스를 받거나 골반기저근이 과하게 수축한 상태이거나 감각 능력을 상실한 경우에는 성적 만족감이 떨어지거나, 성관계를 끝까지 진행하지 못하고 중단할 가능성이 높다.

성적 흥분이 최고조에 이르는 오르가슴은 골반기저근이 무의식적으로 수축하고 이완하는 케겔 운동과도 비슷하다. 당신은 골반기저근을 수축하고 이완하는 골반기저근 운동 방법을 정확히 익힌 다음 골반기저근을 지속적으로 강하게 수축하고 이완해서 골반기저근을 원래의 상태로 회복해야 한다. 성관계를 포함한 골반기저근 운동은 실제로 골반기저근 기능을 향상하고 골반저 장애를 개선하는 데에도 도움이 될 수 있다. 성관계를 하는 과정이 매끄럽게 진행되고, 흥분이 최고조에 이를수록 혈액의 흐름과 순환이 촉진된다. 그러므로 골반기저근 운동을 실행할 기회로 성관계를 활용할 수도 있다. 게다가 성적으로 흥분하는 동안 무의식적으로 진행하는 케겔 운동은 감각 능력을 증가시키고 성적 만족감을 얻는 데도 도움이 될 것이다.

성교 통증도 충분히 치료할 수 있다

성교 통증은 골반저 장애에 시달리는 이들이 반드시 고려해야 할 또 다른 중요한 요소이다. 성교 통증은 비교적 흔한 골반저 장애 증상 가운데 하나로 여겨지며, 다양한 유형으로 나타날 수 있다. 출산은 생식기 통증과 골반 통증, 성교 통증 등과 같은 골반저 장애를 일으키는 위험 요인으로, 출산 후 발생하는 골반저 장애는 산후 기간보다 더 길게 이어질 수 있다. 성교 통증은 성관계를 맺는 동안이나 성관계와 관련된 다른 성적 행위를 시도할 때 생식기의 통증이 지속적이고 반복적으로 발생하는 증상이다. 성교 통증의 정도는 가벼운 통증에서부터 몹시 심한 통증까지 개인에 따라 다르게 나타난다. 성교 통증은 질 건조증이나 생식기 질환으로 인해 발생할 가능성이 크다.

성관계를 방해할 수 있는 또 다른 성교 통증 증후군은 '질 경련증'이다. 질 경련증은 성관계를 맺을 때 질 구멍이나 질 주위의 골반기저근이 갑자기 무의식적으로 경련을 일으키며 강하게 수축하는 현상으로, 성관계 중에 화끈거리며 따가운 통증이 발생해 성관계가 힘들어지는 원인이다. 원발성 질 경련증은 성관계를 시도하자마자 곧바로 발생하므로, 이때는 성관계가 거의 불가능해 보일 것이다. 속발성 질 경련증은 이전에 성관계를 정상적으로 맺은 적이 있지만, 그 뒤로 원인이 밝혀지지 않은 채 계속해서 질 구멍이나 질 주위의 골반기저근이 갑자기 경련을 일으키며 강하게 수축하는 현상이다. 이는 흔히 정신적 외상을 초래할 정도의 골반 통증이나 부정적인 성적 경험으로 인해서 발생하는 경우가 많다.

요실금이나 골반 장기 탈출증과 같은 골반저 장애 때문에 성관계를 피하는 여성들에게는 골반기저근이 갑자기 무의식적으로 강하게 수축하는 현상이 반복적으로 발생할 수 있다. 이런 현상은 결국 속발성 질 경련증을 일으키는 원인이 될 가능성이 크다. 하지만 원발성 질 경련증이나 속발성 질 경련증이 발생하더라도 골반저 전문 물리치료사에게 도움을 요청해 골반기저근을 제대로 훈련하기만 한다면, 이런 증상도 충분히 완화해나갈 수 있다.

대부분의 여성은 골반저 전문 물리치료사에게 도움을 받아 골반기저근을 제대로 훈련한 후 '성생활 만족도가 다시 높아졌다'고 느끼며, 감각 능력을 회복해 긍정적인 성적 경험을 유지하는 경우도 많다. 그러므로 당신이 요실금, 성교 통증, 질 경련증 등 골반저 장애를 겪고 있다고 해도 절대 좌절하거나 포기하지 않길 바란다. 전문가의 도움과 당신의 노력이 합쳐진다면 신체적,정신적 건강을 회복하고 삶의 질도 높일 수 있다는 것을 기억하자.

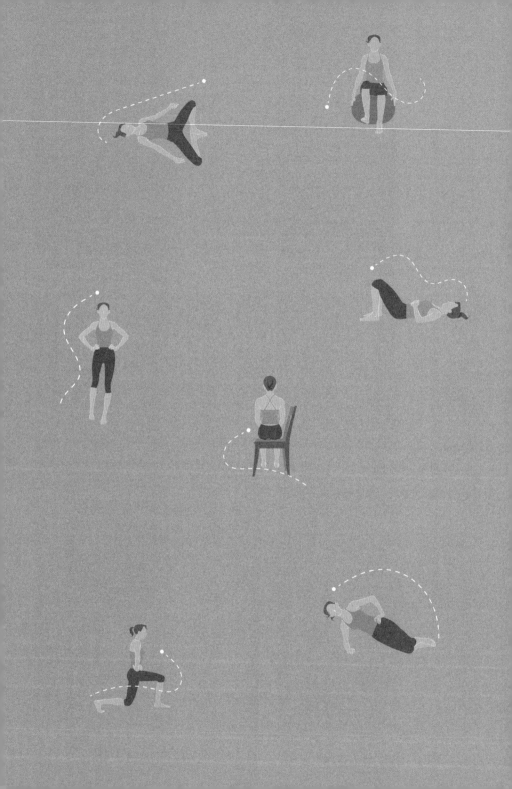

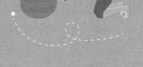

6장

일상생활 중 가볍게 실천한다

골반저를 강화하는 관리 노하우

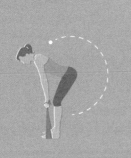

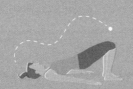

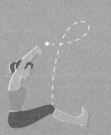

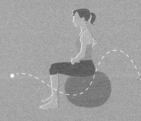

지금까지 골반저 장애를 일으킬 수 있는 원인을 탐구하고, 이 증상을 악화시킬 수 있는 잘못된 인식이나 행동에 관해 자세히 살펴보았다. 이제 당신은 골반저 건강을 개선하고 유지할 수 있도록 자신에게 적합한 골반저 건강관리 방법을 명확히 알고 실행하는 능력을 갖추기 위해 노력해야 한다. 골반저 기능을 예전보다 건강하게 회복하기 위해 수많은 선택 사항을 자신에게 적용할 수 있어야 한다. 골반저 전문 물리치료사들은 당신에게 적합한 골반저 장애 치료 프로그램을 전략적으로 제안하고 실행할 것이다. 6장에서는 골반저 기능을 강화하고 신체적, 정신적 건강뿐만 아니라 삶의 질도 향상할 수 있도록 당신이 일상 속에서 언제든지 시도할 수 있는 전략을 설명할 것이다.

골반저 물리치료는 어떻게 할까

골반저 전문 물리치료사들은 골반저 장애를 진단하고 치료하는 훈련을 완료하고 골반저 건강에 관한 전문적인 지식과 노하우를 갖추고 있다. 골반저 전문 물리치료사들은 요실금이나 골반 장기 탈출증, 골반 통증, 성교 통증 등과 같은 증상을 진단하고 치료하기 위해 먼저 질을 통해 골반 내부를 진단할 것이다. 당신이 물리치료사를 처음 방문했다면, 그들은 당신의 건강 기록지를 세심하게 살펴보고, 당신의 자세와 호흡을 꼼꼼히 체크할 것이다. 또한 골반저 기능에 대해서도 자세히 관찰하고 검진할 것이다.

골반 내부 진단은 환자가 동의했을 때만 시행한다. 골반 내부 진단은 물리치료사가 장갑을 낀 손가락을 사용해 특정 골반저 장애 증상과 흉터가 있는지 검진하는 과정이다. 또한 전체적으로 질의 수축과 이완 상태를 판단하고 골반기저근의 기능이 정상인지 진단한다. 이때 질의 수축과 이완 상태가 정상적으로 균형을 이룬다면, 골반기저근이 재빨리 수축하고 부드럽게 서서히 이완하면서 골반기저근의 기능이 적절한 수준에서 '탄력적으로' 작용할 것이다. 물리치료사는 골반 장기 탈출증 여부도 진단할 것이다. 그런 다음 당신이 골반기저근을 수축하고 이완하는 능력을 추적 관찰할 것이다.

일부 물리치료사는 생체 자기 제어(심장박동처럼 보통 의식적으로 제어가 안 되는 체내 활동을 전자 장치로 측정하고, 그 결과를 이용해 의식적인 제어를 훈련하는 방법)로 활용하기 위해 초음파 기계를 사용하기도 하는데, 초음파 기계는 특히 감각 능력이 부족한 사람들에게 유익할 수 있다. 하지만 대부분의 물리치료사들은 초음파 기계를 사용하기보다 장갑을 낀 손가락을 사용해 진단하는 방법을 선호한다. 만약 증상을 진단하는 과정에서 특별한 조치가 필요한 흉터 조직을 발견한다면, 가장 먼저 흉터 조직을 치료하고 나서 다음 진료 전까지 수행해야 할 과제를 제시할 것이다.

물리치료사가 제안하는 과제로는 올바른 자세로 운동하기, 스트레칭, 골반저 강화 운동, 골반기저근 운동, 골반기저근 훈련과 코어 근육 재훈련, 올바른 배변 습관 등이 포함되며, 영양사에게 자문을 구해 골반저 건강관리를 위해 어떤 식단으로 영양을 섭취하면 좋은지 논의할 수도 있다. 진료 기간은 시간과 비용, 골반저 건강 상태 등에 따라 달라질 것이다. 이 과정에서 당신은 "저는 3년마다 한 번씩 자궁경부세포 검사를 진행하는데 별도의 검사를 또 해야 하나요?"라고 질문할 수도 있다. 하지만 자궁경부세포 검사는 자궁경부에 질경을 넣어 세포 채취용 솔로 세포를 채취한 다음 유리 슬라이드에 도말하여 염색 후 현미경으로 체액 내에 포함된 세포의 이상 유무를 진단하는 것으로, 물리치료사가 진단하는 방법과는 전혀 다르다. 또한 자궁경부세포 검사는 자궁경부암이나 자궁의 감염 질환을 진단하는 데 중요한 검사 방법이지만, 골반저 기능을 진단하는 데 유용한 검사는 아니다.

캐롤린 밴디켄Carolyn Vandyken은 내가 처음으로 만났던 골반저 전문 물리치료사로, 캐나다 온타리오에 거주한다. 그녀는 나와 함께한 모임에서 골반저가 신체에서 어떻게 작용하는지, 자신이 어떻게 환자를 진단하고 치료하는지 상세히 알려주었다. 나는 그날 이후 그녀에 대해 적극적으로 홍보하고, 근본적인 골반저 관리와 치료를 위해 물리치료가 꼭 필요하다는 것을 알리기 위해 본연의 임무를 다했다. 언젠가는 전 세계 모든 국가에서 정부가 의무적으로 골반저 물리치료 비용을 지원하는 날이 올 수 있기를 바란다.

골반기저근은 훈련할수록 강해진다

골반기저근은 신체의 다른 근육과 마찬가지로 정확히 훈련할수록 그 기능이 개선된다. 우리는 골반기저근이 균형을 유지해 강하게 수축하고 이완할 수 있도록 골반기저근을 끊임없이 훈련해야 한다. 골반기저근에는 저속 연축근 섬유와 고속 연축근 섬유가 있다. 그러므로 우리는 반드시 골반기저근을 서서히 수축하고 이완하는 운동과 빠르게 수축하고 이완하는 운동을 혼합해서 지속적으로 훈련해야 한다. 골반저 전문 물리치료사가 적용하는 치료 방법으로는 골반저 강화 운동, 예를 들어 골반기저근 운동(케겔 운동)과 근육 이완 운동, 호흡 운동, 통증 유발점 치료, 도수 치료, 바이오피드백 치료, 초음파 치료, 전기 자극 치료, 생활 방식 교육 등이 있다.

골반기저근 훈련은 골반저 장애를 단시간에 해결할 수 있는 방법은 아니다. 골반저 장애를 제대로 관리하려면, 골반기저근 운동을 일상에서 꾸준히 실행해야 한다. 여성은 나이가 들면서 다양한 사건을 단계적으로 겪고, 그에 따라 골반저 장애도 발생한다. 어쩌면 이들 중 일부는 불행하게도 평생 동안 골반저 장애를 완전히 치료할 수 없을지도 모른다. 하지만 치아 건강을 위해 평생 동안 꼼꼼하게 관리하듯 골반저도 꾸준히 관리해야 한다는 사실에는 변함이 없다.

올바른 골반기저근 운동법(케겔 운동)

케겔 운동은 골반기저근 훈련의 한 유형이다. 케겔 운동을 할 때는 자발적으로 골반기저근을 강하게 수축해서 최대한 위로 힘껏 끌어 올린 다음 이완하는 동작에 집중해야 한다. 앞에서 말했듯, 많은 사람들이 골반기저근 운동을 정확하지 않게 실행하는 경우가 많다. 추측하건대, 대부분의 사람들이 골반기저근을 강하게 수축하는 가장 중요한 단계인 '골반기저근을 최대한 위로 힘껏 끌어 올리는 단계'를 놓치고 골반기저근을 바로 이완할 것이다. 골반기저근 운동법을 제대로 학습한 후 골반기저근을 강하게 수축해서 최대한 위로 힘껏 끌어 올리고 다시 이완하는 모습을 머릿속에 그리면서 정확히 실행해야 한다. 올바른 골반기저근 운동법은 다음과 같다.

- 배에 긴장을 풀고 편안한 상태에서 숨을 깊게 들이마신다.
- 숨을 깊게 내쉬면서, 방귀를 참으려는 느낌으로 항문을 강하게 수축하고 위로 힘껏 끌어 올린다.
- 항문을 위로 힘껏 끌어 올리는 힘을 앞쪽으로 이동해 소변을 참는 느낌으로 골반기저근을 강하게 수축하고 위로 힘껏 끌어 올린다.
- 골반기저근을 강하게 수축해서 위로 힘껏 끌어 올린 상태를 그대로 유지한다. 어깨나 턱, 허벅지 안쪽 부분, 엉덩이 등 신체 모든 부위의 긴장을 푼다.

- 숨을 깊게 들이마시면서 골반기저근에 힘을 완전히 빼고 긴장을 푼 채 편안하게 휴식을 취한다.

골반기저근을 발견하는 힌트

- 자신의 질로 빨대를 통해 걸쭉한 스무디를 빨아들이는 모습을 상상해보라.
- 자신의 질과 항문으로 블루베리를 집어 올리는 모습을 상상해보라.
- 골반기저근에 힘을 완전히 뺄 때는 골반기저근이 마치 해파리라고 상상하자. 숨을 깊게 들이마실 때는 탁 트인 바다에서 부드럽고 가볍게 둥둥 떠다니는 모습, 숨을 깊게 내쉴 때는 해수 표면 위로 밀려 올라가는 모습을 상상해보라.

골반저 전문 물리치료사를 방문한다면, 골반기저근을 순조롭게 발견하기 위한 힌트를 찾을 수 있을 것이다. 일부 트레이너는 골반기저근이 정상적으로 수축하고 이완하는 정도를 명확히 구분하고 진단하기 위해 특정 장치를 활용하기도 한다. 또한 바이오피드백 장치나 자신의 손가락을 사용할 수도 있다. 당신이 이 과정을 직접 시도해볼 수도 있다. 손가락 한두 개를 자신의 질에 직접 삽입한 다음 골반기저근이 수축하고 이완하는 정도를 파악해 보자. 손가락을 질에 삽입할 때 골반기저근이 강하게 수축하면서 손가락을 위로 끌어당길 뿐만 아니라 손가락을 부드럽게 끌어안는 움직임도 느껴지는가?

이때 숨을 참고 있는가? 당신은 숨을 깊게 들이마실 때 골반기저근을 이완하고, 숨을 깊게 내쉴 때 골반기저근을 강하게 수축해서 위로 힘껏 끌어 올렸는가? 이제 강하게 수축하면서 손가락을 부드럽게 끌어안은 골반기저근을 위로 힘껏 끌어 올릴 수 있는가? 골반기저근이 강하게 수축하고 이완하는 정도에 따라 자신의 회음부가 어떤 징후를 보이는지 거울로 확인할 수도 있다. 자발적으로 골반기저근을 강하게 수축하고 위로 힘껏 끌어 올린 다음 이완하면서 골반기저근 운동을 정확하게 실행할 때, 질이 '윙크'하는 모습을 뚜렷하게 볼 수 있을 것이다.

혹시 배우자와 함께한다면, 상대방의 손가락을 사용할 수도 있고, 음경을 사용할 수도 있다. 배우자가 자신의 손가락이나 음경을 당신의 질에 삽입했을 때 어떤 느낌이 드는지 확인하도록 하자. 배우자가 손가락이나 음경을 당신의 질에 삽입하면, 곧바로 골반기저근을 강하게 수축해 배우자의 손가락이나 음경을 끌어안고 부드럽게 위로 힘껏 끌어 올린 다음 이완해서 그대로 놓아준다. 이런 과정은 당신이 골반기저근 운동을 정확하게 실행하기 위해 거쳐야 할 필수적인 단계이다.

골반기저근 운동과 코어 호흡

골반기저근은 호흡할 때마다 횡격막과 시너지 효과를 발휘한다. 골반기저근 운동은 코어 내의 움직임을 조절하고 안정시키는 역할을 하는 심부 근육 그룹을 재훈련하므로 코어 호흡과 함께 실행할수록 시너지 효과를 발휘한다(19쪽 참조).

숨을 들이마시면 어떤 상황이 일어날까?
- 숨을 들이마시면, 공기가 폐 안으로 들어온다.
- 폐에 공기가 가득 찰 수 있도록 늑골이 위로 올라가고 흉강이 팽창한다.
- 배가 부드럽게 팽창하고, 횡격막이 아래로 내려간다.
- 골반기저근이 이완하고 길게 늘어난다.

숨을 내쉬면 어떤 상황이 일어날까?
- 숨을 내쉬면, 폐에서 공기가 밖으로 나간다.
- 골반기저근이 수축하면서 위로 올라간다.
- 배가 자연스럽게 수축하고, 횡격막이 다시 위로 올라간다.
- 늑골이 풀무나 아코디언처럼 부드럽게 아래로 내려가면서 흉강이 수축하고 폐도 수축하면, 폐에서 공기가 모두 밖으로 나간다.

숨을 깊게 들이마실 때 골반기저근을 이완하고, 숨을 깊게 내쉴 때

골반기저근을 강하게 수축해서 위로 힘껏 끌어 올린다. 물리치료
는 개인에 따라 차이가 있지만, 골반기저근 운동과 함께 꾸준히 실
행한다면 3개월 이내에 요실금 증상이 호전될 수 있을 것이다. 골반
저 전문 물리치료는 골반 장기 탈출증을 관리하고 완화하는 데에도
도움이 될 수 있다. 골반기저근 훈련을 6개월 이상 꾸준히 실행하면
골반저 장애 증상을 개선하고 해부학적 구조를 회복하는 측면에서
도 매우 유익하다.[2]

골반기저근 운동은 얼마나 자주 해야 할까?

요실금 치료를 기준으로 할 경우, 최적 기준상 골반기저근 운동을
실행해야 하는 시간과 횟수는 다음과 같다.

- 골반기저근을 강하게 수축해서 최대한 위로 힘껏 끌어올리는 상
  태를 10초 동안 계속 유지하는 동작을 3회 반복하며, 개인에 따
  라 시간과 횟수를 더 늘려도 좋다.
- 초당 1회 정도의 속도로 골반기저근을 빠르고 짧게 수축하는 동
  작을 10회 반복한다.
- 위의 두 단계를 하루에 3회 정도 실행한다.

골반기저근을 강하게 수축해서 최대한 위로 힘껏 끌어 올리는 상태

를 10초 동안 유지하면 골반기저근을 자극하는 근육 피로도가 줄어들어 골반기저근이 한층 더 강해질 수 있다. 따라서 골반기저근을 최대한 강하게 수축해서 최대한 위로 힘껏 끌어 올리도록 노력하고 골반기저근 훈련을 반복적으로 실행해야 한다.

때로는 골반기저근을 최대한 강하게 수축할수록 한층 더 나은 이완 반응을 이끌어낼 수 있을 것이다. 또한 골반기저근을 '최대한 강하게' 수축할 때는 신체의 다른 근육까지 강하게 수축하지 않도록 주의해야 한다. 엉덩이와 어깨, 눈썹, 턱 등 다른 신체 부위는 부드럽게 이완해야 한다는 사실을 염두에 두길 바란다.

골반기저근 운동을 이해하는 힌트

- 숨을 깊게 들이마실 때는 늑골을 좌우로 팽창하고 배를 부드럽게 부풀리며, 마치 꽃이 피듯 회음부를 팽창시키도록 한다.
- 숨을 깊게 들이마시면서 당신의 음순이 폐처럼 공기로 가득 찬 모습을 상상해보라. 숨을 깊게 내쉬면서 당신의 질로 빨대를 통해 걸쭉한 스무디를 빨아들이는 모습을 상상

하자.

- 꽃이 활짝 피듯 팽창시킨 회음부를 강하게 수축해서 최대한 위로 힘껏 끌어 올리는 모습을 상상해보라. 배를 부드럽게 수축하고, 좌우로 팽창한 늑골을 원래 상태로 되돌리듯 끌어당겨 수축하는 모습을 상상해보라.

- 숨을 깊게 들이마시면서 질과 항문을 팽창한다. 숨을 깊게 내쉬면서 당신의 질과 항문으로 블루베리를 집어 올리는 모습을 상상해보라.

- 숨을 깊게 들이마시면서 질과 항문을 팽창시켜 집어 올린 블루베리를 다시 내려놓는다.

- 숨을 깊게 내쉬면서 당신의 골반기저근이 마치 해파리처럼 해수 표면 위로 밀려 올라가는 모습을 상상해보라.

- 숨을 깊게 들이마시면서 당신의 골반기저근이 마치 해파리처럼 탁 트인 바다에서 부드럽고 가볍게 둥둥 떠다니는 모습을 상상해보라.

일상 속에서 골반기저근 운동을 하려면

골반기저근 운동을 할 시간을 따로 마련하는 것은 바쁜 현대인들에게는 매우 힘든 일처럼 느껴질 것이다. 하지만 골반기저근을 강하게 수축해서 최대한 위로 끌어올리는 상태를 10초 동안 유지하는 동작을 3회 반복하고, 1초당 1회 정도의 속도로 골반기저근을 빠르고 짧게 수축하는 동작을 10회 정도 반복하는 데 걸리는 시간은 대략 1분 정도밖에 안 된다. 1분 정도 걸리는 이 운동을 하루에 3회 정도만 실행하면 충분하다. 매일 아침저녁으로 양치질하는 데 소요되는 시간도 2분은 넘는다. 누구나 마음만 먹는다면 가능할 것이다. 양치질하거나 주전자의 물이 끓어오르기를 기다리거나 버스를 기다리는 등 일상 속에서 골반기저근 운동을 실천하는 습관을 들여보자.

골반기저근 운동과 기능적인 활동을 함께 실행하는 방법을 학습하면 좋다. 예를 들어 어린아이를 안아 올리거나, 식료품이나 세탁물을 들어 올리는 동안 골반기저근 운동을 동시에 실행할 수 있다. 조사 결과에 따르면, 골반기저근 필라테스(225쪽 참조) 같은 운동에 복부 운동을 추가하면 골반기저근 운동 효과까지 증가하므로 매우 유익할 수 있다.[3]

과긴장성 골반기저근이나 과민성 골반기저근의 증상이 발생하면 '케겔 운동'을 하지 말아야 한다는 조언을 들을 수도 있다. 혹시라도 당신에게 과긴장성 골반기저근이나 과민성 골반기저근의 증상이 발생할 경우, 누군가의 조언에 따라 케겔 운동을 포기할 수도 있을 것이다. 아니면 그런 조언과는 달리 당신은 필요에 따라 케겔 운동을 집중적으로 실천하려고 노력할 수도 있다. 나는 과긴장성 골반기저근이나 과민성 골반기저근의 증상을 겪고 있다고 해도 여전히 케겔 운동을 정확하게 계속 반복적으로 실행하길 권한다. 골반기저근을 매우 강하게 수축하고 최대한 위로 힘껏 끌어올린 다음 골반기저근에 힘을 완전히 빼고 긴장을 푼 채 편안하게 휴식을 취하는 과정을 반복할수록 골반기저근을 더욱 활성화할 수 있기 때문이다.

일상 동작과 골반기저근 운동을 함께 하는 법

① 욕조에서 어린 아기를 안아 올리거나, 유아용 카시트 혹은 세탁 바구니를 들어 올리는 등 무거운 물건을 들어 올릴 때 골반기저근 운동을 실행하듯이 숨을 깊게 내쉬면서 골반기저근을 강하게 수축하고 최대한 위로 힘껏 끌어 올린다.

② 바닥에 누워 있거나 앉아 있는 상태에서 몸을 일으켜 일어날 때도 골반기저근 강화에 도움이 되도록 숨을 깊게 내쉬면서 골반기저근을 강하게 수축하고 최대한 위로 힘

껏 끌어 올린다.

③ 재채기나 기침이 막 나오려고 할 때 순간적으로 골반기저근을 강하게 수축하고 최대한 위로 힘껏 끌어 올린다.

기구를 활용한 케겔 웨이트 리프팅

케겔 웨이트 리프팅은 여성용 케겔 운동기구인 요니 에그yoni egg를 사용해 실행하는 운동이다. 요니 에그는 최근 몇 년간 질 근육을 반복해서 단련하기 위한 도구로 많은 여성에게 선풍적인 인기를 끌고 있다. 이런 현상은 다양한 소셜미디어를 통해 골반저 건강에 관한 인식이 전반적으로 증가했기 때문이다. 하지만 케겔 웨이트 리프팅 자체가 모든 사람에게 적합하지는 않다. 이 운동은 골반기저근 운동법을 처음 학습하는 사람보다는 골반기저근 운동법을 제대로 습득하고 정확히 실행할 수 있는 사람들에게 적합하다.

당신이 자신에게 가장 적합한 골반기저근 운동을 꼼꼼히 파악하고 정확하게 실행할 수 있다면, 케겔 웨이트 리프팅에도 도전해볼 수 있을 것이다. 연구 결과에 따르면, 여성용 케겔 운동기구인 질콘(vaginal cone)을 사용한 케겔 웨이트 리프팅이나 전기자극 치료와 골반기저근 운동을 비교했을 때, 골반기저근 강화 현상이 개선되는 효과는 질 콘을 사용한 케겔 웨이트 리프팅보다 전기자극 치료를 실행한 후 골반기저근 운동을 실행한 쪽이 훨씬 더 높았다.[4] 그렇다고 해서 케겔 웨이트 리프팅이 골반기저근을 강화하는 데 유익하지 않다는 말은 아니다.

나는 당신이 케겔 웨이트 리프팅을 실행하기 전에 먼저 골반저 전문 물리치료사를 방문하기를 권한다. 다시 말해 물리치료사의 진단을 받은 다음, 돈이나 시간을 투자해 여성용 케겔 운동기구를 구매하거나 케겔 웨이트 리프팅을 실행하기를 바란다. 물리치료사는 당신이 궁금해하는 것을 알려주고 케겔 운동기구를 더욱 효과적으로 사용하는 방법을 알려줄 것이며, 당신에게 적합한 케겔 웨이트 리프팅 방법을 결정하는 데에도 도움을 줄 것이다.

골반기저근이 약해진 경우 요실금이나 골반 장기 탈출증, 성교 통증과 같은 골반저 장애가 나타나지만, 때때로 골반저 장애는 과민성 골반기저근이나 이완되지 않은 골반기저근 때문에 발생하기도 한다. 골반저 장애에 시달리는 이들이 여성용 케겔 운동기구를 구입하여 이것을 질 안에 삽입한 채 걷거나 케겔 웨이트 리프팅을 실행한다면, 골반저 장애 증상이 더욱 악화될 가능성도 있다. 그러면 골반기저근은 실제로 활동성이 비정상적으로 증가한 '과활동성 상태'에 이를 수 있다. 또한 여성용 케겔 운동기구에 너무 큰 기대를 한 사람들은 결과적으로 여성용 케겔 운동기구를 사용해 케겔 웨이트 리프팅을 실행해도 골반저 장애 증상을 원하는 만큼 빨리 개선할 수 없다는 사실을 알고 나서 절망과 좌절감을 느낄 수도 있다.

나는 케겔 웨이트 리프팅을 실행하려면 케겔 웨이트 리프팅 하나에만 집중해서 정확히 실행해야 한다고 믿고 있다.

케겔 웨이트 리프팅은 매일 또는 이틀에 한 번씩 10분 정도 시간을 정해놓고 실행하는 것이 가장 좋다. 또한 여성용 케겔 운동기구는 돌이나 크리스털보다 실리콘으로 된 것을 권한다. 지금까지 돌이나 크리스털 요니 에그를 반복적으로 사용한 후 감염 증상이 발생했던 사례에 관해 너무 많이 들어왔기 때문이다. 인티메이트 로즈Intimate Rose는 골반저 물리치료사 아만다 올슨Amanda Olson 박사가 설립한 회사로, 여성용 케겔 운동기구와 케겔 웨이트 리프팅에 관해 매우 다양한 선택 사항을 제시하고 교육하고 있다.

여성용 케겔 운동기구는 전류 저항과 바이오피드백 장치를 제공하므로, 누군가에게는 큰 도움이 될 수 있다. 일부 골반저 물리치료사들은 골반저 장애에 시달리는 환자에게 여성용 케겔 운동기구를 사용하는데, 이를테면 환자의 질에 이 운동기구를 삽입한 다음 질에 삽입된 운동기구가 부드럽게 끌어당기는 힘에 저항하도록 지도하면서 스스로 골반기저근을 강화하도록 도움을 준다. 여성용 케겔 운동기구는 크기와 모양이 다양하다. 나는 매우 무거운 케겔 운동기구를 사용하는 것은 유익하지 않다고 생각하기 때문에 케겔 벨이나 케겔 볼, 벤와볼과 같은 무겁지 않은 제품을 사용하기를 추천한다.

무엇보다 질에 삽입한 후 수월하게 제거할 수 있도록 반드시 끈이나 꼬리가 부착된 기구를 추천한다. 끈이나 꼬리가 없으면, 스쿼트 자세를 취해서 상체를 아래로 숙여 기구를 제거해야 한다. 전신 진동 운동을 세밀하게 살펴본 실험 결과에 따르면, 요실금에 시달리는 환자들이 전신 진동 운동을 브이-스컬프트V-Sculpt 골반기저근 트레이너와 함께 실행할수록 골반기저근을 강화하고 삶의 질을 향상하는 데 긍정적인 효과를 미쳤다고 한다.[5]

자궁 위치를 바로잡는 페서리

페서리는 자궁의 위치를 바로잡기 위해 질 안에 삽입한 후 원할 때 제거가 가능한 보철 장치다. 골반 장기 탈출증이 발생했을 때 골반 저의 해부학적 구조를 회복하고, 복압성 요실금 증상을 완화하거나 치료하는 데 페서리가 도움이 된다. 페서리의 기원은 고대 이집트 시대로 거슬러 올라가는데, 고대 이집트인들이 처음으로 '아래로 내려간 자궁'을 치료하기 위해 도구를 사용했다. 히포크라테스 시대에는 자궁 자체가 동물처럼 행동한다고 생각했으므로 자궁의 위치를 바로잡기 위해 훈증 요법을 사용하기도 했다. 이러한 치료 방법이 모두 효과가 없을 때, 여성들은 아래로 내려간 자궁의 위치를 바로잡기 위해 높은 곳에 발을 걸어 거꾸로 매달렸다.

다른 치료 방법으로는 리넨으로 감싼 양털 뭉치와 식초를 듬뿍 적신 양털 뭉치, 왁스와 금속, 플라스틱을 사용했다. 시간이 흐르면서 아래로 내려간 자궁의 위치를 바로잡기 위한 치료 방법 또한 진화했고, 질에 삽입한 후 수월하게 제거가 가능한 페서리 제품이 다양하게 출시되었다. 최근에는 대부분의 페서리가 인체에 안전한 의료 등급의 실리콘으로 만들어진다.

페서리는 당신의 인생을 긍정적으로 바꿀 수 있다. 이를테면 페서리를 사용하는 대부분의 여성은 골반 장기 탈출증과 관련된 골반저 장애를 극복하고, 삶의 질도 개선할 수 있다. 어떤 사람은 운동을 하거나 특정한 일을 하는 동안에만 선택적으로 페서리를 착용하지만, 어떤 사람은 매일 페서리를 착용한다. 어떤 페서리는 질 안에 삽입하면 사용 후 바로 제거해야 하지만, 질 안에 삽입한 후 최대 3개월까지 그대로 유지해도 되는 것도 있다. 심지어 일부 페서리는 성관계를 맺는 동안에도 착용할 수 있다. 일부 페서리는 개인적으로 직접 질 안에 삽입하고 제거할 수 있지만, 일부 페서리는 반드시 의료인의 도움을 받아 질 안에 삽입하고 제거해야 한다.

골반 장기 탈출증의 유형에 따라 가장 먼저 시도하는 것은 고리형 페서리인 경우가 많다. 일부 페서리는 특정 유형의 골반 장기 탈출증을 예방하기 위해 착용하기도 하지만, 같은 유형의 골반 장기 탈출증이 발생하더라도 개인마다 증상이 각기 다르기 때문에 모든 사람들한테 효과가 있지는 않다. 당신이 자신에게 맞는 완벽한 페서리를 발견한다면, 그때부터 삶은 완전히 긍정적으로 바뀔 가능성이 크다. 요즘은 고객의 골반저 구조를 자세히 살펴본 다음 3D 프린터로 맞춤 제작한 페서리를 제공하는 회사도 있다.

자신에게 적합한 페서리를 선택하려면 골반저 전문 물리치료사에게 도움을 요청해야 한다. 영국에서는 미국에서보다 페서리를 선택하는 폭이 좁으므로, 모든 페서리를 빠짐없이 소개하기는 힘들다. 페서리를 선택할 때는 골반저 전문 물리치료사에게 자문을 구하고, 자신에게 가장 적합하다고 느끼는 페서리의 종류와 적절한 크기를 발견할 때까지 다양한 제품을 골고루 착용해봐야 한다.

어떤 페서리가 적합한지는 개인에 따라 다르며 골반 장기 탈출증의 유형에 따라 달라질 수 있다. 골반 장기 탈출증의 유형에 따라 당신이 사용할 수 있는 가장 일반적인 페서리는 아래와 같다.

방광탈출증

- 샤츠Shaatz 페서리
- 호지Hodge 페서리
- 손잡이가 있거나 없는 게렁Gehrung 페서리
- 타원형 페서리
- 말란드Marland 페서리
- 받침막이 있는 접시형 페서리
- 인코스트레스Incostress 페서리

자궁탈출증

- 고리형 페서리
- 도넛형 페서리
- 겔혼Gelhorn 페서리
- 큐브형 페서리

- 팽창형 페서리
- 손잡이가 있거나 없는 게렁Gehrung 페서리
- 말란드Marland 페서리
- 샤츠Shaatz 페서리

직장탈출증

- 큐브형 페서리
- 손잡이가 있거나 없는 게렁Gehrung 페서리
- 말란드Marland 페서리
- 팽창형 페서리

고강도 피트니스 운동과 요실금 현상

잘못된 피트니스 운동과 생활습관 역시 골반저 장애를 일으키는 원인이 될 수 있다. 반면 올바른 피트니스 운동과 생활습관은 골반저 장애 증상을 관리하는 데 중요한 역할을 한다. '코어 운동'이라는 용어는 1990년대 초 피트니스 산업에서 부각되기 시작했다. 요즘에는 코어 운동이 복근운동과 허리 운동보다 훨씬 중요하다는 인식이 점차 증가하는 추세다. 골반기저근 운동은 코어 운동의 기본이며 지난 30년 동안 필라테스와 같은 운동 프로그램 가운데 필수적인 부분을 차지하고 있다.

피트니스 산업에서는 고강도 운동도 중요시하는 양상을 보이고 있으며, 점점 더 많은 여성이 회음부 근육과 질 근육을 강화하기 위해 고강도 운동을 선호하고 있다. 2013년 〈크로스핏 운동: 당신은 크로스핏 운동 중에 소변이 누출되나요?(CrossFit - Do You Pee During Workouts?)〉라는 제목으로 영상이 제작되었다. 이 영상에 등장하는 많은 여성 크로스핏 선수들이 운동을 하는 동안 소변이 누출되는 증상을 겪는다는 사실을 밝혔다. 선수들은 이러한 증상을 설명하면서 운동 유발성 소변 누출(Exercise-induced Urinary Leakage, EIUL)이라는 용어를 사용했다. 때로는 가벼운 방광 누출(Light Bladder Leakage)이라는 용어도 사용했지만, 결국 요실금 증상을 말한다. 영상은 이 증상을 '지구상에서 가장 건강한 여성이 되기 위해 반드시 거쳐야 하는 과정'이라 설명하며 건강을 위해 크로스핏을 시작하기를 제안한다.

심지어 한 산부인과 전문의는 "우리는 맡은 바 책임을 다해 여성들이 크로스핏을 할 수 있도록 도와야 한다."고 이야기하는 동시에 "더블 언더(크로스핏 운동 중 하나로, 줄넘기할 때 한 번 높이 뛰는 동안 줄넘기를 한 번이 아닌 두 번 돌리는 2단 줄넘기 운동)를 실행하는 동안에는 소변이 누출되어도 괜찮다."는 의견을 밝히기도 했다. 하지만 나는 이 전문의의 의견에 동의할 수 없다. 소변이 누출되는 증상은 어떤 경우에도 정상일 수 없다. 이러한 증상은 골반저 기능이 제대로 작동하지 않는다는 신호일 뿐이다. 따라서 증상이 완전히 멈출 때까지 자신의 신체가 전하는 메시지에 귀 기울이고, 먼저 골반저 건강부터 철저히 관리해야 할 것이다.

크로스핏은 여러 종류의 운동을 섞어 단시간에 진행하는 고강도 운동이다. 크로스핏 웹사이트에서는 "크로스핏은 신체적 건강과 기능을 개선하고 삶의 질을 향상하며 만성질환과 신체적 장애를 극복하는 데 도움을 주므로, 반드시 육류와 야채, 견과류와 씨앗류, 일부 과일, 당분이 없고 탄수화물이 소량 함유된 식품을 골고루 섭취하면서 다양한 고강도 운동을 지속적으로 실행해야 한다."고 말한다. 나 역시 고강도 크로스핏을 너무나 좋아한다. 크로스핏은 정신적인 한계점을 넘어 신체를 강하게 밀어붙이고 몸과 마음을 굳게 단련하는 운동이다. 또한 크로스핏은 자신감과 성취감을 느끼는 데 도움이 되지만, 때로는 크로스핏을 할 때마다 힘들어도 완벽하게 해야 한다는 압박감을 느끼기도 한다. 또한 정신적으로 편안한 한계점을 넘어 지나칠 정도로 신체를 강하게 밀어붙일 수도 있다. 이것은 모든 고강도 운동에서도 나타날 수 있는 공통점이다.

임신과 출산을 경험한 사람들처럼 회음부 근육과 질 근육이 약한 사람들은 회음부 근육과 질 근육이 강한 사람들과 크로스핏의 효과가 완전히 다르게 나타난다. 임신과 출산을 경험한 사람들은 크로스핏이 항상 유익하지 않을 수도 있다는 점을 알고, 자신의 건강 상태에 따라 적절한 운동부터 실행해야 한다.

피트니스 운동은 우리에게 자신감과 자존감을 북돋워줘야 한다. 운동을 할 때 소변이 누출되는 증상이 나타나거나 중압감을 느낀다면 결코 유익하다고 할 수 없다. 운동 중에 소변이 누출되는 상태로 계속 고강도 운동을 이어간다면 잠재적으로 골반기저근 조절 능력이 더욱 약해지는 위험성도 증가할 수 있다. 그러므로 가장 먼저 골반기저근 강화 운동과 내부 코어 강화 운동부터 체계적으로 실행해서 골반기저근 조절 능력을 향상시킨 다음 서서히 고강도 운동으로 확장해가야 할 것이다.

몇 년 전 나는 대규모 피트니스 협의회에서 코어 컨피던스 전문가 자격증 과정(Core Confidence Specialist Certification Course)에 관해 강의하고 있었는데, 강의에 관해 부정적인 질문을 마구 쏟아내는 골반저 물리치료사를 만났다. 강의를 마친 다음 날, 그는 우리가 진행하는 설명회에 참석했다. "당신들을 의심해서 미안해요. 저는 이제 코어 호흡과 운동의 시너지 효과를 확신합니다. 오늘 아침에 코어 호흡과 함께 런지를 했더니 그동안 저를 괴롭혔던 무릎 통증이 사라지는 걸 느꼈어요. 숄더 프레스도 코어 호흡과 함께 했더니 훨씬 더 무거운 덤벨을 들어 올릴 수 있었답니다." 그는 코어 호흡과 골반기저근 운동의 시너지 효과가 얼마나 강력한지 확실히 알게 되었다며 매우 기뻐했다.

안토니 로Antony Lo는 골반저 장애에 시달리는 사람들을 위해 피트니스 운동에 커다란 변화를 일으킨 오스트레일리아의 골반저 전문 물리치료사다. 안토니 로는 골반저 장애에 시달리는 사람들이 행복한 삶을 누릴 수 있게 돕는다는 신념을 바탕으로, 골반저 장애에 관해 심층적으로 연구했다. 그는 무거운 물건을 들어 올리는 등의 일상적인 활동을 하는 동안에도 코어 호흡과 골반기저근 운동을 함께 실행해야 한다는 흐름을 이끌어냈다.

골반저 장애 증상이 소셜미디어에 언급되었던 초창기에는 '건강에 유익한 운동' 목록과 '피해야 할 운동' 목록이 다수 존재했다. 하지만 이렇게 일상생활에 제한을 두는 것은 골반저 장애에 시달리는 사람들을 더 우울하게 만드는 원인이 된다고 믿는다. 안토니 로 역시 특정 활동이나 운동을 제한하기보다 오히려 그들이 '자신에게 적합한 운동을 실행'할 수 있도록 다양한 운동 방법을 찾아 나가야 한다고 말한다. 안토니 로가 추구하는 운동 방법은 여러 물리치료사와 피트니스 트레이너들에게 새로운 시각을 제시했다.

골반저 장애 증상이 발생하면 운동 자체가 위협적으로 느껴진다. 스스로 일상적인 활동을 제한하면서 더는 정상적인 활동을 하지 못할 수도 있다고 생각할 수 있다. 나는 당신이 호기심을 갖고 적합한 운동을 모색하고, 어떻게 하면 다양한 방식으로 꾸준히 운동을 실행할 수 있는지 깨닫기를 바란다. 당신은 당신에게 적합한 운동을 천천히 실행할 수 있는가? 운동 속도를 조절할 수 있는가? 운동을 할 때 심리적 부담감을 느끼는가? 운동 횟수를 예전보다 줄일 수 있는가? 운동 범위를 바꿀 수 있는가? 코어 호흡과 함께 골반기저근 운동을 할 때, 골반기저근의 움직임을 확실히 느끼는가?

이런 질문을 던져보고, 운동이나 일상적인 신체적 활동이 스스로에게 보다 적합하도록 다양한 방식으로 수정하고 변경해야 한다. 내가 왜 이 운동을 하고 있는지, 운동의 목적을 항상 생각해야 한다. 일단 목표를 세우고 나면, 자신이 실행한 운동이나 신체적 활동이 자신의 목표를 향하고 있는지 혹은 계속 실행할 것인지의 여부를 결정해야 한다.

당신이 자신의 건강 상태를 고려해 적합한 운동이나 신체적 활동을 실행하기로 결정했다면, 꾸준히 반복해서 실천하도록 노력해야 한다. 나는 고강도 인터벌 트레이닝 운동(High-Intensity Interval Training, HIIT)을 장려하는 편이지만, 산후 초기나 완경기를 겪는 사람들에게는 매일 하도록 권하지 않는다. 반복적인 고강도 운동은 스트레스의 한 요인이 될 수 있고, 콜레스테롤 수치를 증가시킬 수 있으며, 생명 활동에 매우 중요한 호르몬을 분비하는 부신을 고갈시킬 수도 있다. 대부분의 여성들은 걷기와 요가, 체중 지지 운동을 하면서, 고강도 인터벌 트레이닝을 일주일에 2~3회 정도 하는 것이 가장 좋다. 저압 운동도 일주일에 3~4회 정도 하면 좋을 것이다.

네 번째 사례

과민성대장증후군을 앓던
30세 여성 셸리 이야기

✳

내가 셸리를 만난 건 그녀가 첫 아기를 출산한 지 8개월쯤 되었을 때다. 셸리는 임신과 출산 전까지만 해도 열정적인 달리기 선수였다. 그녀는 10대 때부터 과민성대장증후군(Irritable Bowel Syndrome, IBS)에 시달렸다.

셸리는 아기를 출산한 후에도 과민성대장증후군으로 큰 어려움을 겪었다. 그녀는 다시 달리기를 시작했지만, 이 증상이 일어날 때마다 화장실을 찾지 못할까 두려워 결국 실외에서 달리는 것을 포기하고 집에서만 요실금 속옷을 착용한 채 러닝머신을 했다.

우리는 4회에 걸쳐 면담을 진행했다. 나는 면담 때마다 셸리가 취하는 자세와 호흡을 자세히 관찰했다. 첫 번째 면담에서 셸리에게 냈던 과제는 자신의 자세를 꼼꼼하게 살피고 코어 호흡을 실행하는 것이었다. 셸리는 아기를 출산한 후 골반기저근의 긴장도가 매우 높은 상태였으나, 물리치료사의 도움을 받은 후로는 다행스럽게도 골반기저근의 긴장도가 안정적인 상태를 유지했다.

두 번째 면담에서는 셸리에게 브리지와 스쿼트, 바이셉 컬, 원 레그 스탠드 등과 같은 운동을 코어 호흡과 함께 실행 하라는 과제를 냈다. 셸리는 코어 호흡과 더불어 이 운동을 훌륭히 실행했다.

세 번째 면담에서는 셸리에게 세 가지 저압 운동 자세를 가르쳐주고 마지막 운동 과정에 저압 운동을 하나 더 추가해 서 연습하도록 권유했다.

네 번째 면담에서 셸리는 건강 상태에서 긍정적인 변화를 느끼기 시작했다고 말했다. 나는 그녀에게 마지막 저압 운동 을 가르쳐주고, 앞서 진행했던 운동 과정에 저압 운동과 고 강도 달리기를 추가해 운동 강도를 높여보라고 권유했다.

셸리는 몇 달 후 요실금 속옷을 착용하지 않고 야외에서 달리기를 하게 되었다고 전해왔다. 그녀는 출산 전보다 달리 기 속도가 더 빨라졌다고 기뻐했다. 내가 제안한 과제를 지 속적으로 실천하면서 건강을 회복한 셸리가 자랑스럽게 느 껴졌다.

저압 운동을 할 때는 호흡이 중요하다

나는 골반저 전문 물리치료사인 카시아 투오미넨Kasia Tuominen에게 저압 운동을 처음으로 배웠다. 카시아 투오미넨은 요실금과 골반 장기 탈출증과 같은 골반저 장애 증상을 완화하는 데 도움을 주기 위해 다소 생소한 저압 운동을 추천하고 있었다. 나는 저압 운동을 흥미롭게 따라 하기 시작했고, 기술적인 저압 운동을 가르칠 수 있도록 훈련받았다. 저압 운동을 실행하면 아래쪽으로 치우친 자궁이 위쪽으로 이동한다는 말을 듣고 나서부터 저압 운동을 꾸준히 실행하는 데 전념했다. 나는 저압 운동을 한 지 몇 달 만에 자궁탈출증에서 완전히 벗어났고 지금도 일주일에 4~5회 정도 꾸준히 이 운동을 실천하고 있다.

저압은 낮은 압력을 의미하는데, 저압 운동은 흔히 신체에 낮은 압력을 가하는 운동을 일컫는다. 근육 단련 운동에서 복부 진공 운동 자세나 요가에서 우디아나 반다Uddiyana Bandha 자세에 익숙한 사람들은 이와 마찬가지로 저압 운동 자세도 쉽게 익힐 수 있을 것이다. 저압 운동은 최근 들어 일반적인 피트니스 운동 프로그램의 하나로 확장되는 추세이다. 저압 운동과 더불어 코어 호흡을 실행할 때, 숨을 깊게 들이마시면서 늑간근(늑골 사이에 있는 근육)을 더욱 많이 이완하는 사람들은 복벽의 탄력성이 증가하는 현상을 인지할 수 있지만, 숨을 깊게 내쉬면서 늑간근을 지나칠 정도로 강하게 수축하는 사람들은 복벽의 탄력성이 감소하는 현상을 인지할 수 있다.

기술적인 저압 운동은 복강 내압을 증가시키지 않는 자세와도 관련된다. 규칙적으로 순환하는 코어 호흡 패턴은 주기적으로 호흡을 멈추는 '무호흡'을 포함한다. 무호흡은 숨을 깊게 내쉬고 나서 마지막에 숨을 완전히 멈추는 호흡을 뜻하며 '일시적으로 정지한 호흡'이라고도 한다. 근본적으로 숨을 깊게 내쉴 때 폐에 가득 찬 공기가 밖으로 모두 나가면, 후두부에 있는 발성 장치인 성문을 닫은 후에 호흡을 완전히 멈춘다(성문을 닫고 호흡을 완전히 멈추는 과정을 처음으로 학습할 때는 코마개를 이용해 코를 물리적으로 막아야 한다).

숨을 깊게 들이마실 때는 공기가 폐 안으로 들어오고, 늑골 사이에 위치한 근육인 늑간근이 이완하면서 늑골이 위로 올라가고 흉강과 배가 부드럽게 팽창하면서 횡격막이 아래로 내려가는 현상이 일어난다. 숨을 깊게 내쉴 때는 폐강 내압이 대기압보다 낮아 공기가 폐 안으로 들어오지 않고 오히려 폐에서 공기가 밖으로 나가기 때문에, 숨을 깊게 들이마실 때와 반대로 늑간근이 수축하면서 늑골이 아래로 내려가고 흉강이 수축하며, 배가 수동적으로 자연스럽게 수축하고 횡격막이 다시 위로 올라가는 현상이 발생한다.

하지만 숨을 깊게 들이마시는 호흡에 따라 공기를 빨아들이는 흡인 효과는 흉강 내압과 복강 내압, 폐강 내압에 악영향을 미친다. 이런 현상은 결과적으로 골반 내부 장기를 위로 끌어 올리고, 골반저의 해부학적 구조를 흐트러뜨리면서 근육 근막 기능 장애로 이어진다. 저압 운동에 관한 더 자세한 설명은 228쪽을 참조하길 바란다.

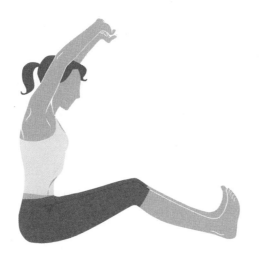

복강 내압을 증가시키지 않는 자세

방광탈출증을 진단받은 30세 여성 켈리 이야기

켈리는 출산후 9개월쯤 되었을 때 나를 찾아와 자신이 방광탈
출증 3기 진단을 받았다며 도움을 요청했다.

그녀는 분만 과정이 빠른 상태(총 5시간)에서 태아 출산 2
단계에 접어들어 1.5시간 동안 지속적으로 힘을 준 후 정상적인 질신 분만으로 아기를 출산했다. 켈리는 산부인과에서 가장 흔히 적용되는 출산 자세인 '결석 제거술 자세'를 취해 아기를 낳았다. 그녀는 분만 과정에서 경막외 마취제를 투여했으나, 겸자 분만이나 흡반 분만은 하지 않았다. 하지만 분만을 진행할 때 회음부 2도 열상을 경험했다.

그녀는 아기를 출산한 지 6주 만에 골반저 전문 물리치료사를 찾아가 골반저 기능을 출산 전처럼 회복하기 위한 도움을 요청했고, 비슷한 시기에 담당의의 도움을 받아 자궁 내 피임 기구(IUD)를 장착했다. 켈리는 달리기, 클라이밍, 웨이트 리프팅 등 고강도 피트니스 운동을 적극적으로 실행하면서 규칙적인 일상생활로 돌아왔다. 하지만 고강도 피트니스 운동을 규칙적으로 실행한 지 4개월쯤 접어들자, 운동 중에 방광이 질 밖으로 돌출되어 빠져나오는 방광탈출증 증상을 느꼈다. 그녀는 의료 분야에서 일하다 보니 방광탈출증에 관한 정보를 잘 알고 있었다. 하지만 자신에게 방광탈출증이 일어나리라고는 전혀 생각하지 못했다.

첫 번째 온라인 면담에서 나는 켈리가 취한 자세와 신체적 움직임을 면밀히 검토했다. 켈리는 출산한 후에도 임신부 자세를 그대로 취하고 있었는데, 이를테면 골반의 기울기가 뒤로 치우친 상태에서 골반을 앞쪽으로 내밀고 있었다. 또한 그녀는 어깨가 매우 많이 굽어 있고, 등 상부가 뒤로 기울어져 있었다. 그녀가 취한 자세는 무게중심이 발 앞쪽으로 많이 치우쳐 있고, 횡격막과 골반기저근이 최적으로 작동하지 못해 신체 정렬에 나쁜 영향을 미치며, 둔근의 활동성이 억제되어 있다는 것을 의미했다.

나는 켈리가 중립 자세를 취할 수 있도록 중립 자세를 찾기 위한 힌트를 제공했다. 중립 자세를 취하기 위해 노력한 켈리는 방광탈출증 증상까지 개선되었다는 사실을 인지했다. 면담을 통해 그녀는 평소 자신이 취했던 잘못된 자세에 관해 명확하게 파악했다. 특히 아기를 안고 있는 동안 자신의 신체가 어떤 자세를 취하고 있는지를 관찰하고 자세를 바로잡을 수 있게 되었다.

켈리가 저압 운동을 제대로 시도하고 싶어 했으므로, 그녀에게 곧바로 저압 운동과 관련된 무호흡(저압 운동 자세를 취할 때 부분적으로 숨을 완전히 멈추는 호흡)을 가르쳐줬다. 그런 다음에는 팔과 다리를 적절한 위치에 두고 자세를 매우 세밀하게 조정하며, 추가로 척추를 길게 늘이고 늑골을 팽창하기 위한 방법을 설명했다. 나는 켈리에게 저압 운동 자세 세 가지를 가르쳐주면서 다음 면담까지 저압 운동을 이틀에 한 번씩 꾸준히 실행하라고 제시했다.

일주일 후, 나는 켈리의 건강 상태를 추적 관찰했고, 그녀는 자가 진단을 실시하고 난 뒤 질 밖으로 빠져나와 있던 방광의 위치가 평상시보다 위로 올라가 있다는 사실을 인지했다. 켈리는 너무 행복해 하며, 저압 운동을 더욱 열심히 실행하겠다는 의욕을 불태웠다.

전반적으로 켈리는 저압 운동을 아주 좋아했고, 저압 운동을 한 다음 날은 기분이 상쾌해진다고 했다. 켈리는 방광탈출증 증상이 뚜렷하게 완화되면서 정신적인 중압감과 괴로움도 거의 사라졌다고 말했다. 나는 켈리에게 추가로 저압 운동 자세 세 가지를 더 가르쳐줬다.

두 번째 면담에서 켈리의 건강 상태를 추적 관찰한 지 2주 후, 켈리는 자발적으로 골반기저근 운동(케겔 운동)을 실행하면서 이와 더불어 이틀에 한 번씩 여섯 가지 저압 운동 자세를 실행했다. 그녀는 방광탈출증 증상이 호전되는 날도 있고 악화되는 날도 있었지만, 전반적으로는 '질 안에 탐폰을 삽입한 것만 같은 느낌'이 점점 약해진다는 사실을 인지하면서 방광탈출증 증상이 개선되고 있다고 느꼈다.

두 번째 면담을 끝낸 지 1주 후, 나는 켈리의 건강 상태를 꼼꼼하게 살폈다. 그녀가 저압 운동을 정확하게 실행하면서 방광탈출증 증상이 매우 뚜렷하게 개선된 것을 확인할 수 있었다(현재 켈리는 저압 운동을 일주일에 4~5일 정도 꾸준히 실행하고 있다). 심지어 그녀는 아기 띠를 착용해 아기를 안고 있거나 고강도 걷기를 할 때도 방광탈출증 증상이 거의 나타나지 않았다며 기뻐했다.

세 번째 면담에서 나는 켈리에게 골반기저근을 강하게 수축해서 위로 매우 힘껏 끌어 올리는 케겔 운동(골반기저근 운동)과 기술적인 저압 운동을 함께 실행하도록 조언했다.

마지막 면담에서 켈리는 자신의 골반저 전문 물리치료사를 찾아가서 케겔 운동 방법을 개선하고, 방광탈출증 2기로 증상이 최소 한 단계 정도 완화되었다고 보고했다. 그녀는 골반저 전문 물리치료사에게 케겔 운동 방법을 평가받는 동안 무호흡을 실행했고, 거의 믿을 수 없을 정도로 골반기저근을 강하게 수축해서 위로 힘껏 끌어 올렸다.

켈리는 새로 학습한 케겔 운동과 저압 운동을 아주 좋아했으며, 이런 운동은 켈리에게 확실히 도움이 되었다. 켈리는 이제 더이상 방광탈출증 증상 때문에 절망감을 느끼지 않는다고 한다.

수술 전과 후에 주의할 점

수술은 환자의 인생을 완전히 바꿀 수 있으므로, 언제나 신중하게 결정해야 한다. 수술은 흔히 치료 과정에서 '유일한 해결책'으로 여겨지는 경우가 많으며, 때때로 전통적인 치료 방법을 완전히 탐구하기도 전에 시행되기도 한다. 하지만 수술과 동시에 골반저 기능의 중요성과 재활 치료의 필요성을 정확히 인지한다면, 수술 결과를 개선하고 재발을 예방하면서 수술로 인한 효과를 증대시킬 수 있다.

수술을 선택할 때는 반드시 알아둬야 할 몇 가지 주요 사항을 염두에 두고 충분한 만족감을 느낄 수 있는 방법을 찾아야 한다. 외과 전문의에게 진료받을 때는 거리상 가장 가까운 병원을 선택하는 경우가 많다. 하지만 골반저 전문 물리치료사에게 외과 전문의를 추천받는 쪽이 훨씬 안전하고 유익할 것이다. 그들은 자신이 추천하는 외과 전문의의 수술 결과가 전반적으로 좋은 편인지 나쁜 편인지 정확히 파악하고 있기 때문이다.

또한 골반저 전문 물리치료사의 도움을 받지 않더라도, 당신 스스로 여러 외과 전문의들의 수술 결과를 검색하여 선택의 폭을 조금씩 좁혀나갈 수 있다. 진료 상담을 예약했다면 수술 전에 반드시 물어봐야 할 질문을 꼼꼼히 준비해야 한다. 진료 상담 시 전문의에게 신뢰감을 느끼지 못한다면, 다른 전문의를 찾아보는 것이 나을 수도 있다. 수술 전에 담당 전문의에게 반드시 물어봐야 할 몇 가지 사항은 다음과 같다.

- 저에게 수술이 꼭 필요한가요?
- 당신(담당 외과 전문의)이 추천하는 수술의 이름은 뭔가요?
- 저는 '지금' 수술을 꼭 해야 하나요?
- 수술을 늦춘다면 저에게 안 좋은 점이 있나요?
- 수술을 대체할 만한 치료 방법은 무엇인가요?
- 혹시 침습성이 덜한 다른 수술 방법이 있나요?
- 수술을 대체할 다른 치료 방법보다 먼저 수술을 추천하는 이유가 뭔가요?
- 복잡한 수술 기구를 사용할 건가요? 혹은 자가 조직을 사용하실 건가요?
- 복강경 수술인가요? 아니면 개복 수술인가요?
- 어떤 종류의 마취법을 사용하나요?
- 수술 시간은 얼마나 오래 걸릴까요?
- 수술 성공률은 얼마나 되나요? 당신의 수술 성공률은 얼마나 되나요?
- 부정적인 수술 결과를 초래할 가능성이 존재하나요?
- 수술 후에 어떤 합병증이 발생할 수 있나요?
- 수술할 때 어떤 위험이 발생하나요?
- 제가 기대할 수 있는 수술 결과는 무엇인가요?
- 수술 결과는 얼마나 오래 지속될까요?

- 회복 기간은 얼마나 오래 걸리나요? 병원에 얼마나 입원해야 할까요?
- 수술을 준비하기 위해 해야 할 일은 무엇인가요?
- 수술 후에는 언제 다시 출근할 수 있나요?
- 수술 후에는 언제 다시 운동할 수 있나요?

진료를 받을 때 질문 목록을 들고 가서 담당 전문의에게 질문한 다음, 그에 대한 답변을 꼼꼼하게 기록해야 한다. 또한 진료를 받을 때마다 가능한 한 자신이 받을 수술에 관한 정보를 미리 정확하게 파악해야 한다.

일단 수술하기로 결정하고 수술 일정을 잡고 나면, 배변 활동을 원활하게 진행하도록 배변 습관을 최적화해야 한다. 또한 골반저 전문 물리치료사에게 도움을 요청해 골반저 기능을 제대로 관리하고, 면역체계를 유지하기 위해 충분한 휴식을 취해야 한다. 일상생활을 활동적으로 유지하고 골반기저근 운동 또한 꾸준히 실행해야 한다.

수술을 하면 대부분 골반저의 해부학적 구조는 회복되지만, 골반저 장애를 일으키는 주요 원인을 해결하지 않으면 재발할 가능성이 높다는 사실 또한 반드시 기억해야 한다. 그러므로 배변 습관을 최적화하고 골반저 장애를 일으키는 주요 원인을 완전히 제거하는 것이 가장 중요하다. 따라서 골반기저근 운동을 정확하게 균형 잡힌 방식으로 꾸준히 실행하면 좋다. 이때 골반기저근 운동은 코어 호흡과 함께 할수록 시너지 효과를 발휘하므로, 가능한 한 골반저 전문 물리치료사나 개인 트레이너에게 도움을 요청해 코어 호흡과 함께 골반기저근 운동을 하면서 골반기저근의 움직임을 매우 섬세하게 조정하는 방법과 복강 내압을 관리하는 방법을 제대로 학습하는 것이 좋다.

일반적으로 수술로 골반저 장애 증상을 제거하고 난 후 담당 외과 전문의로부터 골반저 장애 증상이 확실하게 제거되었다는 진단을 받자마자 곧바로 고강도 운동을 다시 시작하는 경우가 많다. 하지만 코어 호흡과 함께 골반기저근 운동을 먼저 실행하지 않는다면 또 다시 수술이 필요할 가능성이 커질 것이다.

여섯 번째 사례

자궁탈출증에 시달리던 58세 여성 사라 이야기

✳

사라는 내가 골반저 장애 증상에 시달리는 사람들을 대상으로 28일 동안 진행한 연구에 참여했고, 이를 통해 도움을 얻었기에 나에게 1대1로 관리를 요청했다.

사라는 천장 관절 통증과 자궁탈출증에 시달리면서 스트

레스와 무기력감을 느끼고 있었다. 사라는 한 외과 전문의로부터 오로지 수술을 통해서만 질병을 치료할 수 있다는 조언을 받았으나, 더는 수술을 받고 싶지 않았다고 한다. 사라는 2010년에 방광탈출증과 직장탈출증 수술을 받은 적이 있기 때문에 또다시 그런 힘든 과정을 경험하고 싶지 않았다.

사라는 정상적인 질식 분만을 4회, 회음부 절개술을 3회 경험했다. 다행히 골반 통증이나 요실금 증상은 없었다. 사라는 전문적인 코어 트레이너에게 도움을 요청해 천장 관절 통증과 자궁탈출증 증상을 완화할 수 있도록 골반기저근 운동과 저압 운동을 학습한 후 일주일에 3회 정도 실행하고 있었다. 또한 요가와 수영, 자전거 타기, 걷기 등 활동적인 운동도 하고 있었다.

첫 번째 면담에서 나는 사라가 취한 자세와 신체적 움직임을 관찰했다. 사라의 자세는 대체로 훌륭한 편이었기에, 나는 사라에게 등 아래쪽에 위치한 엉덩이 근육인 둔근과 골반기저근의 긴장도를 다소 완화할 수 있는 방법을 제시하고, 그녀가 취한 자세를 약간 조정했다. 사라가 코어 호흡과 함께 실행하는 몇 가지 저압 운동 자세를 세밀하게 조정하고, 대안적인 저압 운동 자세를 몇 가지 더 알려주면서 사라에게 그대로 시도해보라고 제안했다.

또한 그녀가 코어 호흡과 함께 몇 가지 저압 운동을 실행할 때 신체를 아래로 기울이는 동작에서 전략적으로 숨을 멈추며 무호흡을 유지한다는 사실도 인지했다. 우리는 전략을 바꿔서 힘들거나 어려운 동작을 실행할 때는 숨을 내쉬면서 동작을 진행하기로 했다. 그런 다음 골반 운동과 스쿼트, 허리 근육 강화 운동인 버드 독bird dog, 이두박근 강화 운동인 덤벨 컬 등을 할 때 내가 가르쳐준 전략을 정확히 적용하기로 했다. 하지만 사라는 자궁탈출증 증상이 심해질까 두려워 웨이트 근력운동을 피하고 있었다.

첫 번째 면담 중 사라의 건강 상태를 추적 관찰하는 과정에서 그녀는 자신의 상태가 매우 좋아졌다고 설명했다. 어떤 운동을 하더라도 중압감을 느끼지 않았고, 천장 관절 통증도 발생하지 않았다. 나는 상담을 진행하는 동안 사라에게 페서리를 소개하고 사용법을 교육했다. 페서리를 착용하면 골반저 장애 증상을 완화하는 경우가 많을 뿐 아니라 운동을 할 때 골반기저근의 기능을 개선하는 데에도 도움이 된다고 말했다.

두 번째 면담 중 사라의 상태를 추적 관찰하는 과정에서 우리는 세심한 주의를 기울이며 코어 호흡과 함께 웨이트 근력운동을 몇 가지 더 실행했다. 사라는 코어 호흡과 함께 웨이트 근력운동을 매우 빠르게 실행하는 경향이 있었으므로, 나는 사라가 운동을 할 때마다 운동 속도가 빨라지지 않고 일정한 속도를 유지할 수 있는 방법을 제시했다. 예를 들어 숨을 깊게 들이마시면서 바벨을 2초간 위로 들어 올리고 숨을 깊게 내쉬면서 바벨을 2초간 아래로 내리는 동작 등이다.

세 번째 면담에서 사라는 이틀에 한 번씩 웨이트 근력운동을 했고, 심지어 페서리를 착용하지 않을 때도 천장 관절 통증과 자궁탈출증 증상이 전혀 발생하지 않았다고 보고했다.

네 번째 면담에서 그녀는 엉치뼈 통증을 약간 경험했다고 했고, 나는 몇 가지 운동 방법을 수정하고 사라에게 새로운 근육 이완 운동 몇 가지를 가르쳐주었다. 또한 각각의 운동을 하기 전과 한 후에 엉덩이의 편평한 근육인 이상근과 등 아래쪽에 위치한 엉덩이 근육인 둔근과 골반기저근의 긴장도를 완화할 수 있도록 근육 이완 운동을 하기를 제안했다.

사라는 책임감 있게 과제를 실행하며 상태가 크게 개선되었고, 나는 2주일에 한 번씩 사라와 함께 웨이트 근력운동을 지속적으로 하고 있다. 사라는 지금도 점프 스쿼트, 발차기 운동과 함께 역동적인 리어 런지, 짐볼이나 메디신 볼을 이용하는 푸시 업, 덤벨 컬(이두박근 강화 운동)과 함께 실행하는 스쿼트 등을 꾸준히 하고 있다. 또한 사라가 많은 시간과 노력을 쏟아가며 코어 호흡과 웨이트 근력운동을 지속적으로 실천한 덕분에 체력에 대한 자신감도 크게 향상되었다.

옷과 신발도 골반저 건강에 영향을 준다

나는 거의 매일 운동복을 입고 생활하는 편이다. 과거에는 회사에 다니면서 정장을 차려입고 굽이 높은 힐을 신었지만, 앞으로는 그런 신발을 신거나 정장을 입을 일은 거의 없을 것이다. 나는 운동복이 아닌 다른 의복을 입을 때마다 옷에 따라 신체적 움직임이 얼마나 크게 달라지는지 깨달았다. 신발에서부터 브래지어와 여성용 러닝셔츠에 이르기까지, 우리가 착용하는 의복은 자세와 호흡에 생각보다 큰 영향을 미칠 수 있고, 심지어 골반저 건강에도 영향을 줄 가능성이 있다.

나는 첫아기를 임신하기 바로 직전, 무릎 통증(전형적인 장경인대증후군)을 경험하기 전까지 거의 15년 동안 달리기를 해왔다. 임신기간에는 달리기를 하지 못했고, 아기를 출산한 후에는 다시 달리기를 하려고 했으나 무릎 통증 때문에 불가능했다. 나는 무릎 통증을 치료하기 위한 여정을 시작했다. 당시까지만 해도 달리기를 하는 게 불가능해 보였지만, 내가 신던 신발을 벗어 던지고 맨발로 생활하고 나서야 상황이 바뀌었다.

나는 13여 년 전에 처음으로 비브람 파이브핑거스Vibram 5 Fingers의 발가락 신발을 구매했다. 이 신발을 신고 무역박람회에서 하루 종일 서 있을 때 내 발과 무릎, 등에서 느껴지는 통증이 운동화를 착용하고 하루 종일 서 있을 때와 다르게 느껴졌다. 이를테면 발가락 신발을 신고 서 있을 때는 요통이 전혀 발생하지 않았고, 운동화를 신었을 때는 극심한 요통이 발생했다. 최근에는 비브람 파이브핑거스의 발가락 신발과 함께 알트라Altra의 러닝화를 추가로 구매했다.

《자연스러운 움직임으로 건강을 회복하는 법(Move Your DNA)》의 저자인 케이티 보우만Katy Bowman에게 배운 바에 따르면, 굽이 있는 신발은 골반기저근 활동성을 감소시키는 '발목 자세'를 취하게 만든다. 또한 대부분의 신발이 발가락이 닿는 앞부분이 좁아서 발과 발가락의 움직임을 제한한다. 이런 신발을 장시간 신으면 발과 발가락의 형태가 변형되고 무릎과 엉덩이, 등, 골반저에 나쁜 영향을 미칠 수 있다.

당신이 골반저 장애 증상을 겪고 있다면 의복과 신발을 선택할 때 신체에 어떤 영향을 미칠 것인지 세심하게 살펴야 한다. 어쩌면 당신은 몸에 꽉 끼는 바지나 청바지 혹은 펜슬 스커트(길고 폭이 좁은 치마)를 선호할 수도 있다. 그런 의복을 착용하고 오랜 시간 동안 먼 길을 걸을 수 있을까? 그런 옷을 입고 쪼그리고 앉아 무언가를 집어 들 수 있을까?

보정 속옷과 같이 신체에 꽉 끼는 의복은 신체적 움직임을 제한하고 신체 기능을 저하시킬 수 있다. 허리에 꽉 끼거나 압박을 가하는 의복은 호흡과 소화를 방해할 수 있고, 골반 내부 장기에 하향 압력을 가할 가능성이 크다. 따라서 당신은 선택적으로 다양한 의복을 착용해보면서 옷에 따라 신체적 움직임이 얼마나 자유로워질 수 있는지를 꼼꼼하게 살펴봐야 한다. 나는 당신이 마음껏 스트레칭하고, 중립 자세로 앉고, 쪼그려 앉고, 몸을 숙이고, 몸을 회전하는 등 움직임이 자유로울 수 있는 의복을 선택하기 바란다.

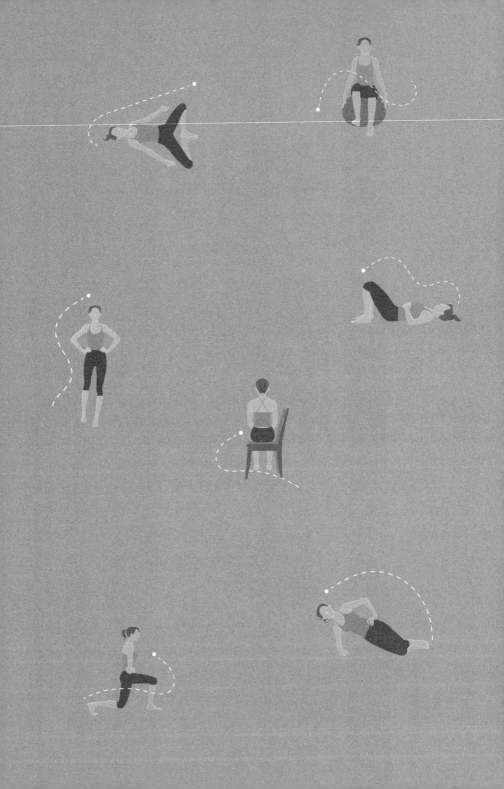

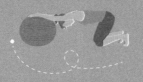

7장

매일 좋은 음식을 먹듯 골반저도 관리하자

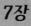

골반저에 도움이 되는 '영양가 높은' 활동

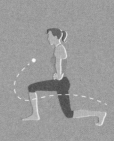

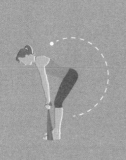

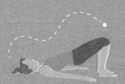

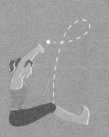

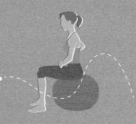

규칙적인 운동은 건강에 도움이 될 뿐만 아니라 골반저 기능을 최적화하는 데 굉장히 중요하다. 하루 종일 책상 앞에 앉아 있다가 한시간 동안 체육관에서 열심히 운동한 사람도 자신이 '운동'을 충분히 했다고 생각할 수 있다. 하지만 하루 전체를 놓고 볼 때 신체적 움직임이 충분한 편은 아닐 것이다. 나의 스승인 케이티 보우만Katy Bowman 박사의 말을 인용하자면, 우리에게는 '영양가가 높은 신체적 움직임'이 반드시 필요하다. 다양한 식품을 골고루 섭취하듯 여러 가지 다양한 신체적 움직임을 하루 동안 골고루 실행해야 한다는 의미다. 당신이 가장 먼저 해야 하는 중요한 일은 아래의 질문을 통해 자신의 일상을 점검하는 것이다.

- 평소 얼마나 많이 움직이는가?
- 신체적 움직임을 추가한다면, 얼마나 더 많이 할 수 있는가?
- 신체적 움직임을 얼마나 다양하게 실행할 수 있는가?
- 하루 내내 앉아서 생활하는 날은 '간단한 신체적 움직임'을 의식적으로라도 더 많이 실행할 수 있는가?

당신이 종일 의자에 앉아서 생활했다면 잠시 바닥에 앉거나, 자리에서 일어서거나, 또 다른 의자에 옮겨 앉거나, 제자리에서 잠깐 걷는 등 다양한 방식으로 간단한 활동을 실천할 수 있을 것이다. 책상 앞에 앉아서도 한 시간마다 신체를 쭉 늘려 스트레칭할 수도 있고, 제자리에서 일어나 걸으면서 전화를 받을 수도 있다.

장시간 같은 자리에 앉아 업무를 보는 일이 대부분인 현대인들은 일상생활에서 신체적 활동을 좀 더 늘리고 가만히 앉아 있는 시간을 줄이는 것을 과제로 삼아야 한다. 무엇보다 한 번에 한 시간 이상 가만히 앉아 있지 않도록 노력하는 것이 중요하다. 운동을 힘든 과제나 의무로만 바라보지 말고, 우리 몸에 제공하는 선물이자 필수영양소로 생각해야 한다. 운동과 신체적 움직임은 골반저 장애를 극복하는 데에도 중요한 역할을 한다는 점도 기억하자.

하지만 반복적인 고강도 운동을 지나칠 정도로 반복한다면, 스트레스호르몬인 코르티솔의 분비량이 증가해 호르몬 불균형과 골반저 장애 증상을 일으킬 수 있으니 항상 자신에게 적합한 수준으로 운동의 강도를 조절해야 한다. 고강도 근육 강화 운동과 단시간 고강도 운동인 고강도 인터벌 트레이닝 운동(HIIT)은 일주일에 2~3회 정도 실행하면 유익하고, 이와 더불어 요가와 명상은 매주 꾸준히 실행할수록 스트레스를 관리하는 데 도움이 된다.

내가 항상 강조하는 법칙은 바른 신체 정렬과 코어 호흡을 유지하며, 지속적으로 신체적 상태에 맞게 움직임을 조정해나가는 것이다. 근육의 불균형을 풀어주면 신체 정렬을 개선하는 데 도움이 될 수 있기에 우선적으로 골반기저근 운동과 근육 이완 운동을 함께 실행한다. 또한 골반기저근 운동과 근육 이완 운동을 원활하게 하기 위해서는 코어 호흡과 함께 진행해야 하는 경우가 많다.

일단 당신이 코어 호흡을 자연스럽게 익히고, 코어 호흡과 함께 골반기저근 운동도 정확하게 실행할 수 있다면, 운동 효과가 고조되는 것을 느낄 수 있을 것이다. 이런 운동 과정은 가장 먼저 코어 근육을 재훈련한 다음 본격적으로 진행되어야 할 것이다.

고강도 운동 전에 코어 기능 재훈련하기

코어 기능을 재훈련하는 과정은 일반적으로 고강도 운동을 실행하기 전에 코어 기능을 회복하거나 새롭게 향상하는 단계를 의미한다. 나는 최근에 출산을 경험한 사람이나, 현재 요실금과 골반 장기 탈출증, 요통, 복직근 이개와 같은 골반저 장애 증상에 시달리고 있는 사람들에게 첫 번째 치료 단계로 코어 기능을 재훈련하는 과정을 제안한다.

골반저 장애 증상에 시달리고 있다면 고강도 운동을 본격적으로 실행하기 전에 반드시 먼저 코어 기능을 재훈련해야 한다. 하지만 유감스럽게도 대부분 내부 코어 기능을 정확히 파악하지 않고 무턱대고 고강도 운동을 실행하거나, 내부 코어 기능이 제대로 작동하지 않는 데도 무모하게 고강도 운동을 실행하면서 신체에 극심한 긴장도를 가중하는 경우가 많다.

그러다 보면 내부 코어근육이나 신체에 가해진 외부의 힘을 효과적으로 분산시키며 척추와 골반의 안정성을 관리하는 능력을 상실할 수도 있다. 세계적으로 유명한 건강 관리 전문가인 폴 첵Paul Chek 의 격언 가운데 내가 특별히 좋아하는 말은 "누구도 흔들리는 카누에서 총포를 발사할 수 없다."이다. 이 말은 아기를 출산한 여성들이 내부 코어 기능을 재훈련하지도 않은 채 피트니스 수업에 참가해 운동 강도를 지나칠 정도로 빠르게 0에서 60까지 높이는 사례를 꼬집는 데 적당한 말일 것이다. 또한 대부분의 여성이 먼저 내부 코어 기능을 재훈련하지 않고 고강도 피트니스 운동만 집중적으로 실행하는 현실을 지적하는 말이기도 하다.

산모들이 가장 먼저 해야 하는 것은 코어근육을 재연결하는 것이다. 우리의 몸이 코어근육인 횡격막과 골반기저근 사이의 관계를 뚜렷하게 기억하도록 다시 한번 알려 줘야 하고, 한때 코어 호흡과 함께 실행했던 골반기저근 운동을 다시 정확히 진행할 수 있도록 코어 호흡과 더불어 골반기저근의 움직임을 서서히 재훈련해야 한다. 코어 기능을 재훈련하면 늘어난 복근, 골반저를 구성하는 신경의 교란, 바르지 못한 자세, 출산·사고·수술·낙상, 외상 등으로 인해 상실한 골반기저근과의 연결고리를 재정립하는 데 도움이 된다.

코어 기능을 재훈련하는 단계에는 근본적으로 적절한 신체 정렬과 코어 호흡, 골반기저근의 움직임을 다시 맞추는 과정이 포함된다. 코어 기능을 재훈련하고 나면, 그다음에는 코어 기능을 강화하고 개선하는 데 매우 중요한 요소로 인식되는 여러 운동을 시도할 수 있다. 다시 한번 강조하지만, 일단 코어 기능을 재훈련하고 나서 점진적으로 코어 근육의 긴장도를 가중하는 고강도 운동을 실행해야 한다.

골반기저근을 재훈련하는 운동

다운 트레이닝

다운 트레이닝은 골반저 기능과 자세를 제한하고 방해할 수 있는 근육의 긴장 상태를 원활하게 풀어주는 운동이다. 이를테면 다운 트레이닝은 '실행하는 운동'이 아닌 '실행하도록 준비시키는 운동'이다.

긴장된 엉덩이 근육과 골반기저근 풀어주기

- 테니스공을 손에 쥐고, 딱딱한 의자에 골반이 중립 자세를 취하도록 앉는다.
- 오른쪽 엉덩이를 위로 들어 올리고, 항문과 궁둥뼈 사이에 테니스공을 놓는다.
- 오른쪽 엉덩이를 다시 아래로 내린다.
- 테니스공이 딸기이고, 엉덩이 근육이 초콜릿을 녹이는 모습을 상상해보라. 당신의 목표는 딸기를 초콜릿으로 덮는 것이다.
- 30초 동안 이 자세를 유지한다.
- 왼쪽 엉덩이도 같은 방법으로 반복한다.

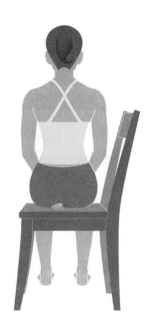

- 이 과정을 매일 1~2회 정도 시도한다.

누운 나비 자세

- 바닥에 등을 대고 누운 채 무릎을 가볍게 구부린다.
- 양 무릎을 양옆으로 벌려 부드럽게 바닥에 내려놓고, 양쪽 발바닥을 맞대어 붙인다.
- 엉덩이 근육과 허벅지 안쪽 근육의 긴장도가 너무 높으면, 누운 나비 자세를 취한 상태에서 엉덩이 근육과 허벅지 안쪽 근육을 풀어줄 수 있도록 허벅지 아래 수건이나 베개를 대면 좋다.
- 누운 나비 자세를 1~2분 동안 유지한다.

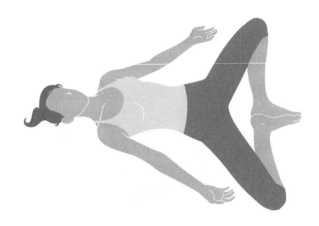

긴장된 허벅지 뒤 근육 풀어주기

* 의자 위에 두툼하고 큼직한 베개나 수건을 쌓아놓는다.
* 의자 앞에 서서 양발을 엉덩이 너비만큼 벌리고 골반을 지면과 평행하게 유지한다.
* 엉덩이를 축으로 하여 상체를 앞으로 숙이고, 양팔을 아래로 곧게 쭉 뻗어 수건이나 베개 위에 올려놓는다.
* 등 아랫부분의 허리 요추 커브가 부드럽게 곡선을 유지하도록 자세를 취하고, 궁둥뼈가 하늘 높이 떠오르는 모습을 상상해보라.
* 혹시라도 긴장된 허벅지 뒤 근육이 이완하거나 쭉 늘어나지 않는다면, 쌓아놓은 수건을 하나 제거하거나 더 낮은 베개를 놓은 다음 꼬리뼈를 안으로 집어넣지 말고 하늘 높이 향하도록 자세를

취한다.

- 목을 중립 자세로 유지하고 머리를 아래로 숙인다.
- 이 자세를 30~60초 동안 유지한다.
- 하루에 여러 번 시도한다.

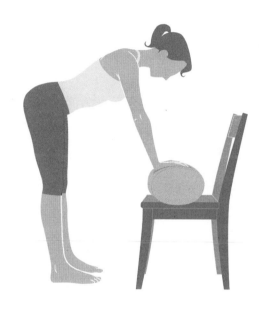

긴장된 대흉근(큰가슴근) 풀어주기

- 안정성 볼이나 의자 앞에서 바닥에 무릎을 꿇고 앉는다.
- 양팔을 앞으로 곧게 쭉 뻗은 채 양손과 양 팔뚝을 볼이나 의자 위에 올려놓는다.
- 무릎을 꿇은 채 양 발뒤꿈치 위에 엉덩이를 대고 앉거나, 양 발

뒤꿈치에서 엉덩이를 떼고 위로 들어 올릴 수도 있다.

- 궁둥뼈가 하늘 높이 떠오르는 모습을 상상해보라.
- 하부 늑골(아래쪽 갈비뼈)을 골반 윗부분과 일직선이 되도록 같은 높이로 유지하고 앞으로 밀어내지 않도록 주의한다.
- 이 자세를 30~60초 동안 유지한다.
- 하루에 여러 번 시도한다.

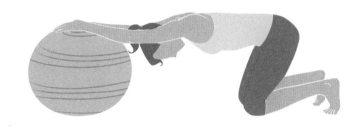

초보자를 위한 업 트레이닝

업 트레이닝 운동은 지속적으로 골반기저근의 움직임을 조정하며 골반저 기능을 강화하는 운동이다. 일단 코어 호흡과 함께 골반기저근 운동을 실행하는 방법을 정확히 학습하고 나면, 코어 내의 움직임을 안정시키는 역할을 하는 코어 근육의 움직임을 조정하고 코어 기능을 활성화할 수 있도록 코어 호흡과 더불어 실행할 수 있을 것이다.

코어 호흡

- 안정성 볼 위에 앉거나, 침대 위에 걸터앉는다.
- 안정성 볼이나 침대 표면 위에 회음부와 골반이 중립 자세를 취하도록 안전한 위치를 찾아내고, 꼬리뼈 아랫부분을 엉덩이 뒤에서 멀리 떨어지도록 길게 늘인다. 이때 등 아랫부분의 허리 요추 커브가 부드럽게 곡선을 유지하는 느낌으로 자세를 취한다.
- 한 손은 늑골(갈비뼈) 옆면에 대고, 다른 한 손은 배 위에 올려놓는다.
- 숨을 깊게 들이마실 때는 숨을 좌우 양 늑골로 보내면서 숨이 배에 약간 넘쳐흐르는 느낌으로 호흡한다. 이때 늑골과 배를 팽창하도록 노력한다.
- 안정성 볼이나 침대 위에서 골반기저근이 직접적으로 어떻게 움직이는지 주의를 기울인다. 숨을 깊게 들이마실 때는 회음부가 꽃이 활짝 피듯 팽창하는 모습을 상상해보라.
- 이제 숨을 깊게 내쉬면서 질과 항문으로 블루베리를 집어 올리는 모습을 상상해보라. 질로 빨대를 통해 걸쭉한 스무디를 빨아들이는 모습, 질 안에서 탐폰이 튀어나오지 못하도록 회음부로 탐폰을 꽉 붙들고 있는 등의 모습을 상상해보라.
- 또다시 숨을 깊게 들이마시면서 회음부를 한 번 더 팽창하도록 노력한다.
- 숨을 깊게 들이마시고, 숨을 깊게 내쉬는 과정을 30~60초 동안 반복한다.

- 이때 '숨을 깊게 들이마시면서 골반기저근을 팽창하고, 숨을 깊게 내쉬면서 골반기저근을 강하게 수축해 위로 힘껏 끌어 올린다'는 골반기저근 운동 방법을 반드시 기억해야 한다. 코어 호흡과 함께 골반기저근 운동을 완벽하게 실행하고 나면, 이제 추가로 다음에 이어지는 운동들을 코어 호흡과 실행한다.

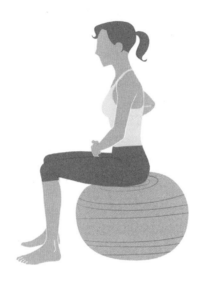

코어 호흡과 함께 골반 기울기 조정하기

- 바닥에 등을 대고 누운 채 양 무릎을 구부린다.
- 목이 중립 자세를 유지하기 위한 도구가 필요하다면 머릿밑에 작은 수건을 놓는다.
- 손목 가까이 있는 손바닥의 볼록한 부분을 엉덩뼈에 대고, 손가락의 끝부분을 두덩뼈에 댄 채 골반이 중립 자세를 유지하도록

노력한다. 이때 엉덩뼈와 두덩뼈는 평평한 상태를 유지한다. 혹시라도 손가락의 끝부분이 손바닥의 볼록한 부분보다 위치상으로 더 높다면, 골반은 뒤쪽으로 기울어지게 되므로 두덩뼈를 바닥 쪽으로 조금씩 내리면서 등 아랫부분의 허리 요추 커브가 약간 더 큰 아치형으로 부드럽게 곡선을 유지하도록 노력한다. 혹시라도 손바닥의 볼록한 부분이 손가락의 끝부분보다 위치상으로 더 높다면, 골반은 앞쪽으로 과도하게 기울어지게 되므로(엉덩뼈와 두덩뼈가 완전히 평평한 상태를 유지하지 않더라도) 등 아랫부분이 바닥 쪽으로 좀 더 내려올 수 있도록 두덩뼈를 배꼽 쪽으로 약간 띄우기 위해 노력해야 한다.

- 이제는 코어 호흡과 함께 골반기저근 운동을 추가로 실행한다.
- 숨을 깊게 들이마시면서 골반기저근을 팽창하고, 숨을 깊게 내쉬면서 골반기저근을 강하게 수축해 위로 힘껏 끌어 올린다. 그런 다음 골반을 뒤쪽으로 기울이면서 등 아랫부분을 바닥으로 누른다.
- 숨을 깊게 들이마시고 골반기저근을 팽창하면서 골반을 중립 자

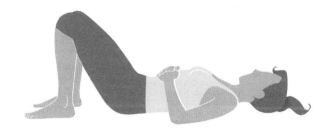

세로 되돌린다.

- 이 과정을 10회 반복한다.

코어 호흡과 함께 브리지하기

- 바닥에 등을 대고 누운 채 양 무릎을 구부리고 양 정강이를 수직으로 세운다.
- 목이 중립 자세를 유지하기 위한 도구가 필요하다면 머릿밑에 작은 수건을 놓는다.
- 손목 가까이 있는 손바닥의 볼록한 부분을 엉덩뼈에 대고, 손가락의 끝부분을 두덩결합이라는 관절로 이어진 두덩뼈에 댄 채 골반이 중립 자세를 유지하도록 노력한다. 이때 엉덩뼈와 두덩뼈는 평평한 상태를 유지한다. 혹시라도 손가락의 끝부분이 손바닥의 볼록한 부분보다 위치상으로 더 높다면, 골반은 뒤쪽으로 기울어지게 되므로 두덩뼈를 바닥 쪽으로 조금씩 내리면서 등 아랫부분의 허리 요추 커브가 약간 더 큰 아치형으로 부드럽게 곡선을 유지하도록 노력한다. 혹시라도 손바닥의 볼록한 부분이 손가락의 끝부분보다 위치상으로 더 높다면, 골반은 앞쪽으로 과도하게 기울어지게 되므로(엉덩뼈와 두덩뼈가 완전히 평평한 상태를 유지하지 않더라도) 등 아랫부분이 바닥 쪽으로 내려올 수 있도록 두덩뼈를 배꼽 쪽으로 약간 띄우려고 노력해야 한다.
- 이제는 코어 호흡과 함께 골반기저근 운동을 추가로 실행한다.
- 숨을 깊게 들이마시면서 골반기저근을 팽창하고, 숨을 깊게 내

쉬면서 골반기저근을 강하게 수축해 위로 힘껏 끌어 올린다. 그
런 다음 엉덩이를 바닥에서 떼고 위로 들어 올린다.

- 숨을 깊게 들이마시고 골반기저근을 팽창하면서 등 아랫부분을
  아래로 내리기 시작한다.
- 이 운동을 실행하는 동안 골반이 기울어지지 않는 게 가장 이상
  적이지만, 처음 코어 호흡과 함께 브리지를 실행한다면 골반이
  쉽게 기울어질 수도 있다.
- 이 과정을 10회 반복한다.

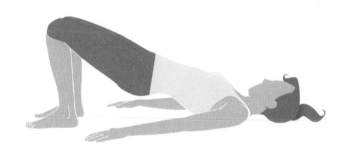

중급자를 위한 업 트레이닝

코어 호흡과 함께 무릎을 굽혀 옆으로 플랭크하기

- 무릎을 45도 각도로 구부리고 옆으로 앉아 발꿈치와 엉덩이가
  일직선을 유지하도록 노력한다.
- 등 아랫부분의 허리 요추 커브가 부드럽게 곡선을 유지하도록

자세를 취하고 있는지 확인한다.

- 팔꿈치를 어깨 아랫부분에 놓고 팔을 구부린 상태에서 신체를 받칠 수 있도록 상체를 바닥 쪽으로 낮게 내린다.
- 숨을 깊게 들이마시면서 골반기저근을 팽창하고, 숨을 깊게 내쉬면서 골반기저근을 강하게 수축해 위로 힘껏 끌어 올린다. 그런 다음 엉덩이를 바닥에서 떼고 위로 들어 올리면서 골반을 앞으로 밀어 넣는다.
- 숨을 깊게 들이마시고 골반기저근을 팽창하면서 등 아랫부분을 아래로 내린다.
- 오른쪽 옆구리와 왼쪽 옆구리를 각각 10회 반복한다.

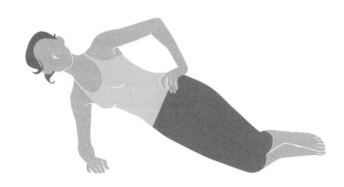

코어 호흡과 함께 앉아서 걷기
- 안정성 볼이나 표면이 딱딱한 의자 위에 앉는다.
- 안정성 볼이나 의자 표면 위에 회음부와 골반이 중립 자세를 취

하도록 안전한 위치를 찾아내고, 꼬리뼈 아랫부분을 엉덩이 뒤
에서 멀리 떨어지도록 길게 늘인다. 이때 등 아랫부분의 허리 요
추 커브가 부드럽게 곡선을 유지하는 느낌으로 자세를 취한다.

- 양손을 안정성 볼이나 의자 양 측면에 놓는다.
- 숨을 깊게 들이마시면서 골반기저근을 팽창하고, 숨을 깊게 내
  쉬면서 골반기저근을 강하게 수축해 위로 힘껏 끌어 올린다. 그
  런 다음 오른발을 지면에서 떨어뜨려 2.5~5cm 정도 위로 들어
  올린다.
- 숨을 깊게 들이마시고 골반기저근을 팽창하면서 들어 올렸던 발
  을 다시 지면으로 내려놓는다.
- 오른발과 왼발을 각각 10회 반복한다.

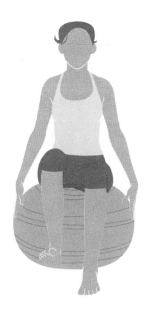

코어 호흡과 함께 원 레그 스탠드하기

- 양발을 골반 너비로 벌리고 서서 앞을 바라본다.
- 숨을 깊게 들이마시면서 골반기저근을 팽창하고, 숨을 깊게 내쉬면서 골반기저근을 강하게 수축해 위로 힘껏 끌어 올린다. 그런 다음 서서히 무게중심을 오른발 쪽으로 이동하면서 왼발을 지면에서 떨어뜨려 2.5~5cm 정도 위로 들어 올린다.
- 숨을 깊게 들이마시고 골반기저근을 팽창하면서 들어 올렸던 발을 다시 지면으로 내려놓는다.
- 오른발과 왼발을 각각 10회 반복한다.

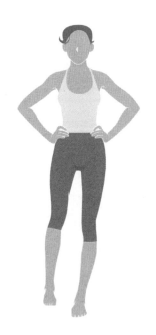

고급자를 위한 업 트레이닝

코어 호흡과 함께 스쿼트하기

- 양발을 골반 너비로 벌리고 서서 앞을 바라본다.
- 숨을 깊게 들이마시고 골반기저근을 팽창하면서 하체를 낮춰 스쿼트 자세로 쪼그리고 앉는다. 우선 양팔을 어깨 높이까지 수평으로 들어 올리고 무게중심을 엉덩이 쪽으로 서서히 이동하면서 엉덩이를 뒤로 보낸다.
- 자신이 원하는 동작의 범위를 선택해 가장 낮은 지점에서 스쿼트 자세를 취한 채 숨을 깊게 내쉬면서 골반기저근을 강하게 수축해 위로 힘껏 끌어 올린다. 그런 다음 다시 일어서서 양팔을 아래로 내리고 앞을 바라본다.
- 이 과정을 10회 반복한다.

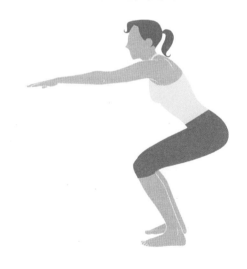

코어 호흡과 함께 런지하기

- 앞을 바라보고 서서 왼쪽 다리를 뒤로 보내고 발뒤꿈치를 들어 올린 채 발가락에 단단히 힘을 준 다음, 그대로 하체를 낮춰 비틀거리는 자세에서 균형을 잘 잡는다.
- 이때 오른쪽 다리는 약간 구부러질 것이다.
- 숨을 깊게 들이마시고 골반기저근을 팽창하면서 하체를 좀 더 낮춰 런지 자세를 취한다.
- 자신이 원하는 동작의 범위를 선택해 가장 낮은 지점에서 런지 자세를 취한 채 숨을 깊게 내쉬면서 골반기저근을 강하게 수축해 위로 힘껏 끌어 올린다. 그런 다음 다시 일어선다.
- 이때 무게중심이 무릎 앞으로 이동하지 않고 신체 중앙에서 위아래로 움직이도록 주의한다.
- 이 과정을 10회 반복한다.

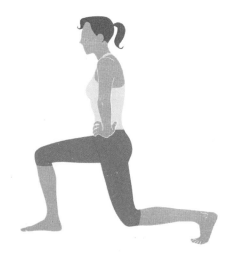

코어 호흡과 함께 데드리프트하기

- 양발을 골반 너비로 벌리고 서서 무릎을 약간 구부린다.
- 세라밴드(근력밴드)를 양발 밑에 놓고, 양손으로 각각 세라밴드의 끝부분을 꽉 붙잡는다.
- 숨을 깊게 들이마시고 골반기저근을 팽창하면서 무게중심을 엉덩이로 보내고 상체를 앞으로 기울인다.
- 숨을 깊게 내쉬면서 골반기저근을 강하게 수축해 위로 힘껏 끌어 올린다. 이때 가슴을 펴면서 몸통을 길게 늘이고, 등 아랫부분의 허리 요추 커브가 부드럽게 곡선을 유지하는 느낌으로 자세를 취한다. 그런 다음 자세를 풀어준다.
- 이 과정을 10회 반복한다.

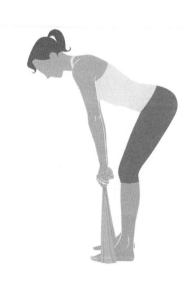

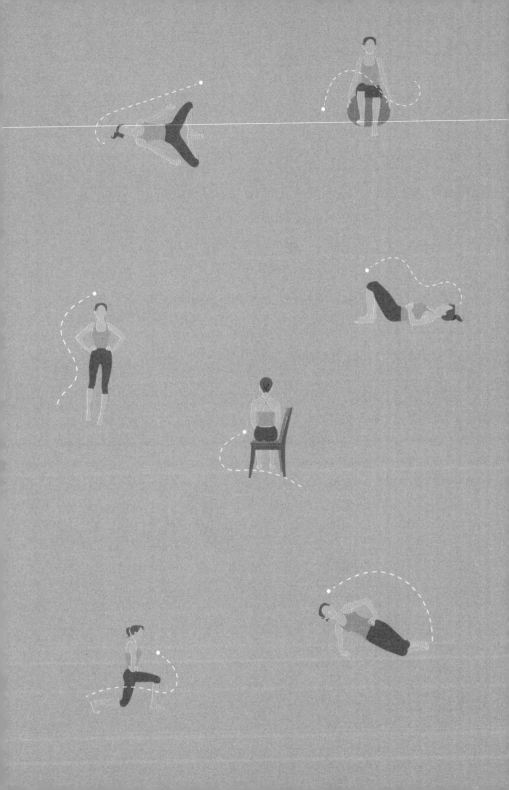

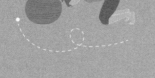

8장

골반저 건강에 관한 Q&A

자주 하는
질문과 조언

지금까지 골반저 장애에 관한 많은 정보를 다뤘다. 당신은 골반저 장애에 시달리며 약간의 우울감을 느낄 수도 있다. 하지만 이제 골반저 장애 증상을 완화하고 극복할 수 있는 다양한 방법을 명확하게 알았다. 따라서 자신에게 적합한 방법을 최대한 이용해 골반저 기능을 향상하고, 자신이 원하는 대로 운동도 즐기면서 행복한 삶을 누릴 수 있을 것이다. 이 책을 읽는 동안 내게 묻고 싶은 많은 질문이 떠올랐을 것이다. 이번 장에서는 지금까지 가장 많이 받은 질문과 대답을 간추려보았다.

골반기저근 운동은 매일 해야 할까

그렇다. 골반기저근 운동은 매일 해야 한다. 골반기저근 운동을 하루에 3회 정도 지속적으로 하는 것이 좋고, 혹시 골반저 장애를 겪고 있다면 하루 최대 6회 정도까지 하는 것을 추천한다. 골반저 기능을 향상해 증상을 완화하거나 상태를 유지하기 바란다면, 무슨 일이 있어도 골반기저근 운동을 하루에 최소 한 번 정도는 반드시 하도록 노력해야 한다.

유산소운동을 할 때도 골반기저근 운동을 함께 해야 할까

앉은 자세나 누운 자세, 서 있는 자세에서 고강도 웨이트를 하든, 신체적 움직임이 느린 저강도 운동을 하든, 골반기저근 운동은 의식적으로 함께 하는 것이 유익하다. 하지만 운동 속도가 빠른 고강도 운동부터 먼저 실행한다면, 저강도 운동을 실행할 때보다 골반기저근 운동을 추가해서 실행하기가 훨씬 어렵고 힘들게 느껴질 것이다. 또한 골반기저근은 한 번 호흡할 때마다 횡격막과 시너지 효과를 발휘하므로, 골반기저근 운동은 코어 호흡과 함께 해야 한다는 사실을 염두에 두길 바란다.

코어 호흡과 함께 골반기저근 운동에 집중할수록, 골반기저근과 횡격막은 시너지 효과를 발휘하여 긍정적인 효과를 가져올 수 있다. 또한 골반기저근 운동을 할 때는 숨을 깊게 들이마시면서 회음부를 팽창하고, 숨을 깊게 내쉬면서 회음부를 강하게 수축해 위로 힘껏 끌어 올려야 한다. 이때 골반기저근 운동 속도를 약간 바꿔서 골반기저근을 빠르고 짧게 수축하는 동작과 천천히 길게 수축하는 동작을 모두 반복적으로 꾸준히 실행하도록 노력해야 한다.

운동을 시작하기에 너무 늦었을까

당신이 이 세상에 살아 있는 한 골반저 기능을 향상하고 골반저 장애 증상을 완화하거나 극복하는 데 시기적으로 너무 늦은 때란 없다. 절대 늦지 않았다. 우리 신체는 나이나 질병의 진행 단계, 신체적 이력 등과 상관없이 신체 상태를 긍정적으로 바꾸고 진화하고 치유할 수 있는 놀라운 능력이 있다.

긍정적인 결과를 확인하려면 얼마나 걸릴까

긍정적인 결과를 확인할 수 있는 시기는 개인에 따라 다르다. 이런 대답이 얼마나 좌절감을 주는지 잘 알고 있지만, 실제로 긍정적인 결과를 확인할 수 있는 기간은 각자의 건강 상태와 골반저 기능의 상태, 목표 등 몇 가지 상황에 따라 달라진다. 하지만 확실하게 말할 수 있는 것은 긍정적인 결과를 확인할 수 있는 기간은 골반기저근 운동을 매일 지속적으로 실행하려고 노력하는 정도에 따라 달라진다는 점이다. 골반기저근 운동은 하루에 단 몇 분 정도밖에 걸리지 않는다(혹시 골반기저근 운동과 저압 운동을 모두 한다면, 20분 정도 걸릴 수도 있다).

나는 골반기저근 운동을 매일 실행한 지 거의 일주일 만에 뚜렷한 변화를 얻어낸 사람도 본 적 있지만, 일반적으로는 2~3주 정도 걸릴 거라 생각한다. 나는 골반저 장애에 시달리던 사람들이 골반기저근 운동을 매일 꾸준히 실행하면서 긍정적인 결과를 확실하게 얻는 모습은 물론, 자신이 세운 목표를 성취한 다음 골반기저근 운동을 중단했을 때 어떤 상황이 발생하는지도 자세히 지켜보았다. 골반기저근 운동을 멈추면 골반저 장애는 언제든지 재발할 수 있다. 그러니 매일 균형잡힌 식사를 거르지 않는 것처럼 골반기저근 운동도 거르지 않도록 하자.

고강도 크런치를 해도 될까

당신이 고강도 크런치를 실행해도 되는지의 여부는 정확히 대답할 수 없다. 당신은 자신이 고강도 크런치를 해도 되는지 아닌지 정확히 알 수 있는가? 당신의 목표는 무엇인가? 고강도 크런치 운동으로 인해 당신에게 긍정적인 변화가 나타나고 있는가? 당신은 고강도 크런치를 실행한 날이나 그다음 날 골반저 장애 증상을 느끼는가? 당신은 신체적으로 건강한 사람들처럼 골반저 장애에 개의치 않고 고강도 크런치를 실행할 수 있는가? 당신은 어떤 운동을 하든 스스로에게 이런 질문을 던질 수 있다.

당신의 목표는 무엇이고, 당신이 실행하려고 선택한 운동은 무엇이며, 당신은 현재 어떤 골반저 장애 증상에 시달리고 있는가? 당신은 자신이 선택한 운동이 궁극적인 목표를 향해 나아가고 있는지, 아니면 목표에서 멀어지고 있는지 정확히 파악하고, 운동을 계속 실행해도 되는지의 여부를 스스로 결정할 수 있다. 척추 기능, 부상 예방, 재활 분야의 세계적인 전문가인 스튜어트 맥길Stuart McGill 박사는 고강도 크런치와 가장 밀접하게 연관된 연구자이자 교육자일 것이다. 스튜어트 맥길 박사가 고강도 크런치과 관련해 연구한 결과에 따르면, 고강도 크런치는 정상적인 허리 디스크의 추간판 내부 압력에 악영향을 미치며, 실제로 이 운동을 하는 동안 복직근은 운동단위 가운데 20% 정도만을 사용한다.

효율적인 관점에서, 고강도 크런치는 복직근의 발달에 그리 효과적이지 않다는 것이다. 다시 말해, 운동을 선택할 때는 그 운동이 자신한테 얼마나 적합하고 유익한지 정확히 파악하는 것이 무엇보다 중요하다. 혹시라도 다른 운동보다 고강도 크런치를 선호한다면, 해도 좋다.

그 대신 몇 가지 조언을 하자면, 반드시 골반이 중립 자세를 계속 취하도록 노력하고, 숨을 깊게 들이마시면서 골반기저근을 팽창하고 숨을 깊게 내쉬면서 골반기저근을 강하게 수축해 위로 힘껏 끌어 올리는 골반기저근 운동을 꾸준히 실행하며 우선적으로 골반기저근과 배가로근(복횡근)을 활성화한 다음, 추가로 고강도 크런치를 실행하기를 권한다. 또한 고강도 크런치를 실행하는 동안 그리고 실행한 후에도 골반저 장애가 발생하는지 세밀하게 추적 관찰해야 한다.

그리고 스스로에게 '나는 고강도 크런치를 실행하는 동안과 실행한 후 골반저 장애가 발생할 수 있는 위험성을 제대로 파악하고 있는가? 고강도 크런치가 나에게 가져다주는 이득보다 위험성이 더 크지는 않은지 잘 살펴보고 있는가? 고강도 크런치를 실행하는 동안과 실행한 후 골반저 장애가 발생할까 봐 걱정되는가? 나는 고강도 운동이 얼마나 적합하고 유익한지 면밀하게 파악한 후 실행하고 있는가?' 등의 질문을 던져봐야 할 것이다.

당신을 위한 마지막 조언

결국 골반저 장애 증상을 다소 완화하고 극복하기를 원한다면, 당신 스스로 자신을 어느 정도 바꿔나가야 한다. 나는 당신이 이 책에 있는 정보를 바탕으로 자신에게 가장 적합한 방법을 제대로 실행한 후 다른 사람들에게도 그 방법을 적극적으로 알리기를 진심으로 바란다. 내가 세계적인 골반저 건강 전문가들과 함께 연구하고 다양한 사례를 경험하며 얻은 지식을 바탕으로 당신에게 전하는 마지막 조언은 다음과 같다.

요실금 패드 비용을 계산해보자
혹시라도 요실금 패드를 착용하고 있다면, 패드를 구매하는 데 매달 비용이 얼마나 드는지 계산하고, 거기에 12를 곱하고, 앞으로 남은 삶을 고려해 요실금 패드를 평생 구매할 총비용을 계산해보자(나는 남은 인생이 정확히 몇 년이 될지 알지 못하지만 100세까지는 살기를 바라는 마음으로 51년을 곱하기로 했다). 패드 비용으로 한 달에 3만 5,000원 정도 든다면, 51년 동안 구매할 경우 대략 2,150만 원이다. 물론 요실금 패드 사용이 환경에 미치는 영향이 얼마나 끔찍한 지는 말할 것도 없다.

요실금 패드를 구매하는 데 지출하는 비용이 2천만 원, 3천만 원, 심지어 5천만 원 정도 든다면, 이 돈으로 과연 다른 무엇을 할 수 있을지 곰곰이 생각해보자.

골반저 전문 물리치료사를 만나라

골반저 장애에 시달리고 있다면, 더이상 지체할 시간이 없다. 이 책을 내려놓고 지금 당장 골반저 전문 물리치료사를 만나기 위해 예약을 서둘러라. 당신의 삶이 놀라울 만큼 긍정적으로 바뀔 것이라 확신한다.

매일 걸어라

신체적 건강과 정신적 건강, 골반저 기능 강화를 위해 매일 걷기를 실천해야 한다.

당신만의 골반저 건강관리팀을 구성하라

나는 이 책을 통해 당신의 골반저 건강을 책임지고 관리해줄 '골반저 건강관리팀'을 구성하라고 강조했다. 내가 가장 선호하는 골반저 건강관리팀은 다음과 같다.

골반저 전문 물리치료사 골반저 장애를 제대로 관리할 수 있도록 가능한 한 오랫동안 골반저 전문 물리치료사를 방문하도록 한다. 골반저 장애가 나타나지 않을 때도 그 상태를 유지할 수 있도록 물리치료사를 지속적으로 만나고, 그들이 제안하는 프로그램을 적극적으로 실천한다.

비뇨부인과 전문의 매년 또는 필요에 따라 방문한다.

개인 트레이너 코어 강화 운동 교육(Core Confidence Education)이나 뷰렐 교육(Burrell Education), 여성의 신체적 건강 강화 운동(Girls Gone Strong), 산전 산후 여성의 피트니스 운동(The Centre for Women's Fitness), 산전 산후 여성을 위해 의학적으로 권장되는 온라인 피트니스 교육 프로그램(MuTu System and Adore Your Floor) 등 개인 트레이너가 온라인에서 진행하는 여성 운동 프로그램을 자세히 살펴본 후 자신에게 적합한 프로그램을 선택한다.

한의사 호르몬 균형을 맞추고, 소화와 변비에 도움을 주며, 상황에 따라 침술 치료를 할 수 있다.

자연요법 전문의 호르몬 검사와 갑상샘 검사, 소화 관리, 스트레스 관리 등을 위해 방문한다.

영양사 호르몬 건강을 위한 식사 계획, 주기적인 건강관리, 소화 관리 등의 도움을 받기 위해 방문한다. 골반저 장애를 유발하지 않도록 고히스타민 식품이나 염증성 식품 등과 같은 반응성 식품의 종류를 정확히 파악한 다음 건강하고 균형 잡힌 식단을 구성하도록 도움을 준다.

심리상담사나 심리학자 골반저 장애에 시달리며 느낀 정신적 고통

에 관해 상담하고 출산이나 다른 상황으로 인한 외상, 전반적인
정신건강과 관련한 도움을 받을 수 있다.

골반기저근 기능을 향상시키는 생활습관

- 골반기저근이 적절한 시기에 수축할 수 있도록 '복강내압
  을 조절하는 요령'(37~39쪽 참조)을 반드시 기억하고 꾸
  준히 실행해야 한다. 당신은 기침이나 재채기를 하기 전,
  무거운 물건을 들어 올리기 전 혹은 근처에 화장실이 없
  는데 소변을 보고 싶은 충동을 강하게 느낄 때 우선적으
  로 복강내압을 조절하는 요령을 시도할 수 있다.
- 골반저 장애에 시달리는 사람들이 다양한 긍정적인 결과
  를 얻을 수 있도록 골반기저근 운동 프로그램을 지원하는
  스퀴지 앱Squeezy App을 활용한다.
- 체내 수분량을 신체에 최적화된 상태로 유지할 수 있도록
  수분 섭취량을 관리하는 것도 중요하다. 이제부터 매일
  아침 물 한 잔을 마시면서 하루를 시작하자. 또한 하루 동
  안 규칙적으로 물을 마셔야 한다. 원활한 배변 활동과 골

반저의 기능 향상이라는 선물을 얻을 수 있을 것이다.

- 나는 매일 시간을 마련해 골반기저근 운동을 집중적으로 실행하기를 권하지만, 때로는 이것이 심적인 부담을 안겨줄 수 있다. 따라서 매일 아침 바닥에 앉거나 누워서 골반기저근 운동을 한 차례 실행하고, 의식적으로 골반기저근 운동을 실행할 수 있도록 상황에 따라 시간을 내면 좋다.

- 욕실 거울이나 커피 메이커 등에 골반기저근 운동을 해야 한다는 메모를 부착해놓는다(커피를 내리는 동안 골반기저근 운동을 실행한다. 하지만 카페인은 방광을 자극하고 골반저 장애를 일으킬 수도 있다. 커피를 너무 자주 마시지 않도록 주의하자).

- 운동을 하거나 의자에서 일어나거나, 물건을 들어 올리거나, 줄을 서서 기다리는 등 일상 활동과 함께 골반기저근 운동을 꾸준히 실행하는 습관을 들이자.

- 건강에 유익한 식품을 섭취하자. 많은 식품이 신체에 염증을 일으키는 원인이 될 수 있으며, 심지어 건강에 좋아 보이는 식품도 그렇다. 방광 일지를 자세히 작성하고 영양사에게 도움을 받는다면, 신체에 염증을 일으키거나 방광을 자극하는 원인이 되는 식품을 멀리할 수 있다. 일반적으로 유제품이나 매운 식품, 산성 식품, 콩류나 알코올, 카

페인, 당분, 글루텐 등을 함유한 식품을 말한다. 신체에 염증을 일으키거나 방광을 자극하는 원인이 되는 식품을 멀리한다면, 호르몬 균형을 이룰 수 있으며, 에너지가 안정적인 상태로 유지되고, 배변 활동이 부드럽고 수월하게 진행되며, 갑자기 소변을 봐야 하는 상황이 줄어들 것이다.

- 건강한 성관계와 자위행위는 골반기저근 운동의 한 형태이기도 하다. 이때 골반기저근 운동을 실행한다면, 골반저 기능이 강화될 뿐만 아니라 만족감도 높아질 수 있다.
- 의복의 종류에 따라 신체적 움직임이 달라질 수 있다. 기본적으로 신체적 움직임이 자유로운 옷을 착용하는 것이 좋다.
- 가만히 앉아 있는 시간을 줄이고, 1시간마다 일어나 움직이도록 하자. 신체적 움직임을 다양한 방법으로 늘려나가면 좋다.
- 매일 아침 일어나면 수건을 양쪽으로 잡고 기지개를 켜면서 스트레칭하고, 긴장된 허벅지 뒤쪽 근육도 풀어준다.

골반기저근을 강화하는 운동법

골반기저근 필라테스

여러 연구 결과에 따르면, 골반기저근 운동과 함께 실행하는 신체적 활동은 요실금을 치료하는 데 매우 유익할 수 있다. 전통적인 치료 방법에만 의존하지 않고, 요가나 필라테스, 골반기저근을 강화하는 골반기저근 필라테스 같은 새로운 운동을 시도해보는 것도 좋다. 언제나 강조했듯 골반저 장애가 나타나도 이를 숨기지 않아야 하며, 이 증상을 대화의 주제에서 금기시하거나 혼자 감당하려고 해서는 안 된다.

나의 스승인 브루스 크로포드Bruce Crawford 박사는 네바다주 리노에서 활동하는 저명한 비뇨부인과 전문의다. 나는 트위터를 통해 브루스 크로포드 박사를 처음 알게 되었다. 브루스 크로포드 박사가 진행하는 피트니스 운동 프로그램, 이를테면 골반기저근을 강화하는 필라테스(간략하게 골반기저근 필라테스) 프로그램을 발견하기 전까지만 해도, 내가 접했던 많은 건강 도서는 다른 운동을 병행하지 말고 골반기저근 운동만 꾸준히 실행할 것을 강조했다. 그 당시

나는 그런 의견에 공감하기 어려웠다. 다른 근육이 과도하게 활성화하지 않은 상태에서 골반기저근을 훈련해야 한다는 것은 이해하지만, 오로지 골반기저근 운동만 해야 한다는 말에는 신뢰가 가지 않았다.

하지만 브루스 크로포드 박사는 골반기저근의 움직임뿐만 아니라, 엉덩이 근육(둔근)과 배가로근(복횡근), 허벅지 안쪽 근육의 움직임도 관리할 수 있게 모든 신체적 운동을 골반기저근 운동과 함께 실행하도록 강조했다. 또한 운동의 종류에 따라 골반기저근을 최대로 활성화하는 동작 지점(브루스 크로포드 박사는 '골반기저근의 활성도가 최대인 동작 지점'이라고 설명한다)을 파악하기 위해 150개 이상의 다양한 운동을 연구했다. 게다가 신체적 움직임을 실행할 때 골반기저근이 독립적으로 작동하지 않는다는 사실을 확실히 증명하기 위해 엉덩이 근육과 배가로근, 허벅지 안쪽 근육의 활성도를 측정했으며, 이런 근육을 강화하는 모든 운동을 골반기저근 운동과 함께 실행할수록 요실금과 골반 장기 탈출증을 관리하는 데 훨씬 유익하다고 주장했다.

나는 브루스 크로포드 박사가 진행하는 연구 방법을 직접 경험해 보고 싶어서 네바다주 리노에 있는 그의 실험실을 직접 방문했다. 그는 무선 근전 기록 장치를 내 허벅지 안쪽과 엉덩이, 복부, 질과 항문 사이의 공간(회음부)에 부착하고, 각각의 근육 활성도를 신체적 움직임에 따라 측정했다. 나는 다양한 운동을 실행하는 모습을 촬영했고, 그런 다음에는 측정된 근육의 활성도를 스크린으로 다시 관찰할 수 있었다. 나는 브루스 크로포드 박사가 지시하는 대로 운동을 시도한 후에 추가로 이런 운동을 코어 호흡과 함께 실행하면서 골반기저근의 활성도를 측정하는 실험을 진행했다. 실험 결과에 따르면, 코어 호흡과 함께하는 신체적 운동은 실제로 골반기저근의 활성도를 높였다.

나는 몇 년 동안 내가 진행하는 골반저 강화 운동 프로그램을 바탕으로 나의 내담자들과 함께 코어 호흡과 함께 운동을 실행하며 골반기저근을 스스로 훈련해 왔으므로, 이 실험 연구 결과에 흥분을 감출 수 없었다. 또한 코어 호흡과 함께 실행하는 운동과 그에 따른 동작 지점에 따라 근육의 활성도를 각기 다르게 높일 수 있다는 사실도 멋지고 놀라웠다. 브루스 크로포드 박사는 골반기저근을 가장 많이 활성화하는 운동을 10종류 정도 선택하고, 추가로 10종류의 운동에 따라 각각 골반기저근의 활성도가 최대인 동작 지점을 파악해 이 지점에서 자발적으로 골반기저근을 수축하도록 권했다. 게다가 그는 골반기저근의 활성도를 더욱 높이기 위해 골반기저근의 활성도가 최대인 동작 지점에서 주기적으로 골반기저근을 빠르게 수축하고 이완할 뿐만 아니라 골반기저근을 느리게 수축하고 그대로 잠시 멈춘 다음 다시 느리게 이완하는 방법도 활용했다.

나는 이 실험에 참여한 다른 참가자들의 영상도 살펴보았는데, 한 여성이 유독 눈에 띄었다. 이 여성은 나무 자세를 흔들림 없이 매우 안정적으로 계속 유지했다. 그러다가 자세가 불안정해져 균형을 잃고 흔들리기 시작하더니, 결국 넘어졌다. 이 영상에서 흥미로운 사실은 근전 기록 장치에서 측정된 골반기저근의 활성도가 여성이 넘어지기 1밀리초(1,000분의 1초) 전에 급격하게 높아졌다는 점이다. 그야말로 골반기저근의 활성도가 최대인 동작 지점을 완벽하게 보여주는 영상이었다. 결과적으로 여성은 넘어지기 전에 자신이 넘어질 거라는 사실을 명확히 인지했다. 스스로 자세를 좀 더 안전하게 유지해야 한다고 예상하면서 골반기저근의 활성도가 급격하게 높아진 것이다.

저압 운동

기술적인 저압 운동은 골반 장기 탈출증이라는 진단을 받고 상실감에 휩싸인 사람들에게 희망을 안겨주었다. 이 증상에 시달리는 대부분의 사람은 예전처럼 달리기를 하거나 무거운 물건을 들어 올릴 수 없다는 말을 줄곧 들어왔으므로, 골반 장기 탈출증이 더 심해질까 봐 두려워 신체적 활동을 피하거나 중단하는 경우가 많다. 기술적으로 신체에 낮은 압력을 가하는 저압 운동은 나와 많은 내담자들의 인생을 완전히 긍정적으로 바꿔놓았다.

방광탈출증은 방광이 질 전벽을 뚫고 불거져 나오거나 질 밖으로 돌출되어 빠져나오는 질환으로, 코어 호흡과 함께 저압 운동을 실행하면 방광의 최상위 지점과 배꼽을 연결하는 중심선 관형 구조인 요막관의 영향으로 방광이 맨 먼저 위로 끌어 당겨지므로 이 증상을 쉽게 완화할 수 있다. 코어 호흡 과정에서 숨을 깊게 내쉬고 난 후 마지막에 숨을 완전히 일시적으로 멈추는 무호흡을 진행하는 동안에는 진공 효과가 발생해 배꼽이 위로 끌어 당겨지면서 방광도 위로 끌어 당겨진다. 따라서 방광 위에 놓인 자궁의 위치도 어느 정도 위로 올라간다. 직장도 근육 근막의 영향을 받긴 하지만 무호흡을 진행하는 동안 방광보다 훨씬 더 서서히 위로 끌어 당겨지므로, 직장탈출증은 증상을 완화하기가 다소 어려운 편이다.

코어 호흡과 함께 저압 운동을 꾸준히 실행했을 경우를 살펴보면, 방광탈출증과 자궁탈출증 초기 단계(1~2기)로 판정받은 사람들은 대부분 증상이 개선되었다. 방광탈출증과 자궁탈출증 3기 이상으로 판정받은 일부 사람들은 증상이 2기로 완화된 많은 사례가 있다. 내 내담자들이 보고한 바에 따르면, 코어 호흡과 함께 저압 운동을 실행한 다음 날은 골반 장기 탈출증 증상을 확실히 덜 느끼고, 심지어 면담을 하는 기간에는 기술적인 저압 운동을 처음 학습할 때와 마찬가지로 골반 장기 탈출증 증상이 완화되었다고 느꼈다.

요즘에는 기술적인 저압 운동 부문에서 공식 인증을 받은 골반저 전문 물리치료사와 개인 트레이너들이 점차 늘어나고 있다. 또한 온라인 프로그램을 활용해 기술적인 저압 운동을 학습하는 데 도움을 받을 수도 있다. www.ukhypopressives.com 또는 lowpressurefitness.com을 방문한다면 거주하는 지역에 따라 전문적인 골반저 전문 물리치료사나 개인 트레이너를 검색할 수 있을 것이다.

우리 몸의 핵심 근육 바로 알기

우리 신체에서 단독으로 작동하는 근육은 존재하지 않는다. 모든 근육은 마치 오케스트라에서 다 함께 호흡을 맞춰 훌륭한 작품을 연주하는 오케스트라 단원과 같다. 우리는 식품을 섭취하고, 신체를 움직이고, 호흡하고, 배변 활동과 번식 활동을 할 수 있도록 체계적으로 완벽하게 서로 연결된 근육 그룹을 갖추고 있다. 코어 내의 움직임을 조절하고 안정시키는 역할을 하는 심부 근육 그룹은 협력적으로 작동해 시너지 효과를 발휘하지만, 근육이 각각 단독으로 작동하지는 않는다. 또한 허리근(요근)과 이상근, 허리네모근(요방형근), 둔근, 모음근(내전근), 속폐쇄근(내폐쇄근)은 골반에 영향을 미치므로 골반저 기능을 강화하려면 이러한 근육과 관련된 운동도 함께 실행해야 한다.

허리근

허리근은 12번째 늑골에서 시작하여 각각의 요추에 부착되어 지나가다 골반의 앞쪽을 넘어 넙다리뼈 윗부분까지 부착되어 있다. 허리근은 척추와 골반에 매우 큰 영향을 미친다. 허리근은 일반적으로 엉덩 관절 굴곡근과 척추 안정화 근육으로도 간주하며, 엉덩 관절의 외회전을 담당하기도 한다.

허리근이 넙다리뼈 윗부분에서 긴장 상태가 되면 척추를 앞쪽 아래로 끌어당길 가능성이 커져서 늑골이 벌어지는 원인이 될 수 있다. 허리근이 요추 부위에서 긴장 상태를 유지하면 요추를 앞쪽 아래로 끌어당길 가능성이 커서 굽은 등 자세를 취하는 원인이 될 수 있다. 허리근이 요추의 아랫부분에서 긴장 상태를 유지하면 넙다리뼈를 엉덩 관절에서 앞쪽으로 끌어당길 가능성이 커서 골반이 뒤로 기울어질 수 있다. 하루 중 대부분의 시간을 앉아서 생활하는 사람들은 허리근이 짧고 긴장 상태를 유지하고 있다. 하지만 허리근을 강화하고 허리근의 긴장도를 낮추는 운동을 꾸준히 한다면 요통을 크게 완화할 수 있다.

이상근

이상근은 엉치뼈 앞쪽에서 시작하여 큰돌기(다리뼈)에 삽입된다. 이상근은 허리근과 함께 천장 관절을 안정화하는 역할을 한다. 이상근이 긴장 상태가 되면 좌골(궁둥뼈) 신경통을 일으킬 수 있다.

허리네모근

허리네모근(Quadratus Lumborum, QL)은 골반 안쪽을 따라 늘어선 엉덩근뿐만 아니라 허리근에도 매우 가깝게 위치한다. 허리네모근은 횡격막을 안정화하는 역할을 한다. 허리네모근이 긴장 상태인 채 앉아서 등 윗부분이 굽는 자세를 취하면, 척추후만증이 발생할 수 있다.

둔근

둔근은 넙다리뼈뿐만 아니라 후부 골반과 엉치뼈에도 붙어 있으며, 측면 엉덩 관절의 균형을 조절하고 엉치뼈가 최적의 위치를 유지하도록 돕는다. 둔근은 복직근 이개와 골반저 장애를 완화하는 데 매우 중요한 골반기저근과 함께 작동한다.

모음근

모음근은 허벅지 안쪽을 구성하는 근육으로, 두덩결합이라는 관절로 이어진 골반의 두덩뼈에 붙어 있으며 골반기저근의 활성도를 촉진한다. 일반적으로 골반의 안정성이 부족할 때 모음근 근육 그룹을 과도하게 활성화하는 경우가 많다. 따라서 골반기저근 운동을 할 때는 골반기저근을 강하게 수축해서 위로 힘껏 끌어 올리는 동안 모음근도 함께 수축하지 않도록 노력해야 한다.

속폐쇄근

속폐쇄근(Obturator Internus, OI)은 골반 벽 근육으로 간주하며, 골반의 두덩뼈 측면에서 시작하여 넙다리뼈의 상부에 붙어 있다. 속폐쇄근은 골반기저근과 함께 근막에 붙어 있다. 속폐쇄근을 강화하는 운동은 골반저 기능을 향상하는 데 매우 중요한 역할을 한다.

세계적인 골반저 전문가들의 조언

출산 후에 발생하는 요실금이나 만성 통증과 같은 일부 골반저 장애 증상은 치료까지 수년, 혹은 수십 년도 걸릴 수 있다. 출산 후에 한 번이라도 골반저 장애 증상이 발생한다면 언제라도 이 증상은 다시 발생하거나 나빠질 수 있으므로 꾸준히 제대로 관리해야 한다.

– 미국 뉴욕주의 골반저 전문 물리치료사, 마리안 리안Marianne Ryan

WWW.BABYBODBOOK.COM

내가 남녀 모두에게 가장 먼저 들려주는 골반저 건강에 관한 조언은 '화장실 명상을 하라'는 것이다. 화장실 명상에 대해 간략하게 설명하자면, 화장실에서 소변을 볼 때 소변을 완전히 비우는 순간까지 골반기저근의 움직임을 인식하려 노력하는 것이다. 변기에 앉아 소변을 볼 때, 여러분은 자신의 전신을 꼼꼼하게 살피고 감각의 변화나 긴장도가 발생하는 신체 부위를 알아차리도록 노력해야 한다. 골반기저근과 횡격막은 코어 호흡을 실행할 때마다 시너지 효과를 발휘한다. 따라서 소변을 보는 동안에도 의식적으로 코어 호흡을 하며 골반기저근의 움직임을 느끼기 위해 노력해야 한다. 급하게 서둘러 소변을 보면 방광을 완전히 비우지 못할 수도 있다. 이 것은 잠재적으로 골반 통증이나 과민성방광, 요실금 등과 같은 골반저 장애 증상을 일으키거나 기존의 골반저 장애 증상이 심해지는 원인이 될 수 있다.

– 캐나다 앨버타주의 골반저 전문 물리치료사, 셸리 프로스코Shelly Prosko

WWW. PHYSIOYOGA.CA

성관계를 시도하는 동안 음경이나 성 기구 등을 질 안에 삽입하기 어렵고, 마치 질 벽을 강하게 치는 듯한 느낌이 든다면 참지 말고 성행위를 바로 중단해야 한다. 골반저 기능 장애는 성관계 자체를 어렵게 하거나 아예 불가능하게 만들 수 있다. 여러분이 성교 통증을 끈기 있게 참고 견뎌낼수록 오히려 상황은 더욱 나빠질 뿐이란 사실을 명심하자. 당장 전문적인 도움을 줄 수 있는 사람을 찾아야 한다.

– 캐나다 밴쿠버시의 성 건강 전문가, 로리 브로토Lori Brotto 박사

WWW.BROTTOLAB.COM

나는 사람들이 집을 나서기 전이나 어떤 일을 하기 전에 '혹시나 하는 마음으로' 화장실을 자주 드나들며 소변을 보려고 시도하는 것이 매우 잘못된 배뇨 습관이란 사실을 알리기 위해 노력하고 있다. 이런 배뇨 습관은 방광에 소변이 가득 차지 않았는데도 소변을 보라

는 신호를 보내도록 방광을 훈련한다. 그래서 낮 동안 줄곧 화장실에 가야 할 것 같은 느낌이 들고, 소변을 보고 싶은 충동이 점점 강해지며, 한밤중에 자주 잠에서 깨는 원인이 될 수 있다. 요실금에 시달리는 모든 사람은 화장실을 가고 싶어도 최소한 2~4시간 정도는 기다렸다가 소변을 보려고 시도하면서 되도록 2주 이내에 배뇨 습관을 바로잡아야 한다. 올바른 배뇨 습관은 요실금 증상을 완화하기 위한 첫 번째 단계이다.

– 미국 플로리다주의 골반저 전문 물리치료사, 트레이시 셰르Tracy Sher

WWW.SHERPELVIC.COM
WWW.PELVICGURU.COM

골반저 기능을 효과적으로 강화하기 위해 일상 속 움직임을 골반기저근 운동과 함께 하면 좋다. 다시 말해서 여러분이 양말을 신거나 침대에서 몸을 일으키거나 무거운 물건을 옮기는 등의 활동을 할 때마다 의식적으로 골반기저근 운동을 함께 하는 것이다.

– 캐나다 온타리오주의 골반저 전문 물리치료사, 라우라 앱스Laura Apps

WWW.WOMENSHEALTHPHYSIO.CA

회음부암이나 질암이 발생하는 초기 징후 가운데 하나는 피부 변화일 수도 있다. 많은 여성이 유방암을 조기에 발견할 가능성을 높이기 위해 유방 자가 검진을 정기적으로 시행한다. 하지만 유감스럽게도 회음부 자가 검진을 정기적으로 시행하는 여성은 거의 보지 못했다.

회음부 자가 검진 방법은 다음과 같다. 우선 침대에 편안한 자세로 눕는다. 양손이 모두 깨끗한 상태에서 한 손에 거울을 들고, 다른 한 손으로 대음순을 벌려 회음부를 자세히 살펴보고, 음핵(클리토리스)과 그 주변도 꼼꼼하게 관찰한다. 그런 다음에는 질 입구 쪽으로 내려가 대음순의 안쪽에 자리 잡은 피부 조직인 소음순의 좌우 주름을 자세히 살펴본다. 회음부 질환이 항문 주변까지 퍼질 수 있으므로, 항문 주변도 상세히 살펴본다. 다음과 같은 증상이 뚜렷하게 발생하는 경우, 전문의에게 진료받도록 한다.

- 덩어리나 혹 발생, 또한 피부 변화
- 가려움증
- 통증
- 화끈거리는 느낌(특히 소변을 본 후)
- 이상하고 특이한 분비물 발생
- 성관계 후에 출혈 발생
- 월경 주기 사이나 완경기 이후에 출혈 발생

– 아일랜드 웨스트미스주의 골반저 전문 물리치료사, 미셸 라이온스Michelle Lyons

WWW.CELEBRATEMULIEBRITY.COM

우리가 네 발로 걷는 동물이라면 골반 내부 장기들이 두덩뼈와 복벽의 근육으로부터 지지와 보호를 받으므로, 골반 장기 탈출증 증상은 발생하지 않을 것이다. 하지만 우리는 두 발로 직립 보행을 하기에, 결과적으로는 골반 내부 장기들이 중력의 영향을 받아 아래쪽으로 내려가게 된다. 따라서 우리는 골반 내부 장기를 지지하고 보호해 주는 골반저의 기능을 개선하기 위해 꾸준히 노력해야 한다.

평소 골반을 앞쪽으로 기울이고 엉덩이를 약간 들어 올린 채로 꼿꼿하게 앉거나 서 있는 자세를 취한다면 무게중심이 질 입구 쪽에 위치하기보다 오히려 두덩뼈 쪽에 위치하므로 골반 내부 장기를 지속적으로 보호하고 지지하는 데 도움이 된다.

– 캐나다 온타리오주의 골반저 전문 물리치료사, 뮤니라 후다니Munira Hudani

WWW.MUNIRAHUDANIPT.COM

당신에게 요실금 증상이 발생한 사실을 인지했다면 우선적으로 가장 적합한 도움을 줄 수 있는 골반저 전문 물리치료사를 만나야 한다. 또한 골반기저근을 제대로 훈련해야 한다. 골반저 물리치료사들은 여러분 스스로 골반기저근을 훈련할 수 있도록 정확한 방향을 제시할 것이다.

– 영국 사우스웨일즈의 골반저 전문 물리치료사, 게이너 모건Gaynor Morgan

WWW.INCOSTRESS.COM

여러분이 매일 몇 분간 집중적으로 코어 호흡과 함께 골반기저근 운동을 한다면 신체와 코어근육을 재연결하는 데 매우 유익할 것이다. 운동할 시간을 따로 마련하지 못한다면, 아기를 안아 올리거나 무거운 가방이나 세탁 바구니를 들어 올리는 등 일상적인 활동을 수행할 때마다 코어 호흡과 함께 골반기저근 운동을 하면서 코어근육을 잘 보살펴야 한다.

– 영국 남서부 콘월주의 골반저 전문 물리치료사, 웬디 파웰Wendy Powell

WWW. MUTUSYSTEM.COM

심부 근육 그룹은 코어 내의 움직임을 조절하고 안정시키는 역할을 하는데, 골반기저근이 바로 심부 근육 그룹에 속한다. 골반기저근은 아주 작은 압력 변화에서부터 큰 압력 변화에 이르기까지, 매일 밤낮으로 우리 신체에 가해지는 모든 압력 변화에 대응하기 위해 즉시 적절하고 효율적으로 수축하고 이완한다. 이를테면 골반기저근은 우리가 딸꾹질하는 동안이나 앉아 있는 상태에서 자세를 바꿔 일어날 때, 무거운 물건을 들어 올려야 할 때, 고강도 달리기 운동을 실행할 때 등 상황에 따라 우리 신체에 가해지는 압력 변화를 감지할 때마다 즉시 압력 변화에 대응해 적절하고 효율적으로 수축하고 이완할 것이다.

골반기저근은 우리가 건강한 생체 역학적 자세를 유지할 수 있도록 신체를 지지하고, 우리가 움직일 때마다 신체에 가해진 외부의 힘을 다리에서부터 골반을 통해 몸통까지 균일하게 분산시키는 역할을 한다. 또한 골반기저근은 우리가 웃거나 재채기할 때 뜻하지 않게 소변이나 방귀가 누출되지 않도록 하고, 우리가 적절하다고 판단할 때 배뇨와 배변 활동을 원활하게 진행할 수 있도록 항상 묵묵히 움직이고 있다.

– 캐나다 매니토바주의 골반저 전문 물리치료사, 켈리 베르주크Kelly Berzuk

WWW.NOVA-PHYSIO.COM

골반저나 코어 기능 장애 증상이 발생하면 요실금, 골반 장기 탈출증, 골반 통증 등과 같은 증상들이 나타날 뿐만 아니라 다음과 같은 증상도 발생할 수 있다.

- 균형 유지 기능의 약화나 신체적 기능의 약화
- 과민성대장, 소화 기능 약화, 변비
- 등이나 엉덩이, 어깨, 턱의 통증
- 잘못된 자세나 신체 정렬
- 피로감과 우울감

골반기저근과 횡격막, 배가로근, 다열근은 오케스트라에서 각각 필수적인 역할을 맡은 훌륭한 연주자들이 다 함께 호흡을 맞춰 아름다운 관현악을 연주하듯, 우리의 몸이 편안하게 움직일 수 있도록 각자 맡은 역할을 충실히 수행한다. 오케스트라의 지휘자인 뇌는 호르몬과 영양, 신경, 감정, 신체의 감각 기관 등과 같은 요소들을 포함하는 피드백 회로를 통해 오케스트라를 조정한다. 따라서 신체의 주요 요소들이 체계적으로 작동할 수 있는 환경을 만드는 것이 무엇보다 중요하다. 이런 환경을 만들 수 있도록 도와주는 사람이 바로 전문적인 골반저 전문 물리치료사이다.

– 캐나다 브리티시컬럼비아주의 골반저 전문 물리치료사, 셰릴 레이아Cheryl Leia

WWW.PHYSIOTIQUES.COM

골반저 기능을 성공적으로 강화하기 위해서는 코어 호흡과 함께 골반기저근 운동을 실행하며, 이와 더불어 코어근육의 긴장도를 가중하는 고강도 운동을 통합해서 실행해야 한다.

– 캐나다 온타리오주의 골반저 전문 물리치료사, 캐슬린 쇼트Kathleen Shortt

WWW.INBALANCEPHYSIO.CA

혹시 여러분이 선택한 운동이 요실금이나 복직근 이개 증상 등 골반저 장애 증상을 더 나빠지게 만든다면 그럴 때는 전문적인 골반저 물리치료사에게 도움을 요청해 치료를 받고 골반저 기능을 회복하는 운동부터 먼저 실행해야 한다. 체중을 감량하거나 아름다운 몸매를 만드는 일에 집중한 나머지 몸에 무리를 주는 고강도 운동에 집중하다 보면, 가장 중요한 골반저 건강을 놓칠 수 있다. 지금 당장 건강에 좋은 식품을 섭취하고, 골반기저근 강화 운동을 가볍게 실행하면서 신체 상태를 회복하는 데 집중해야 한다.

– 미국 워싱턴주의 피트니스 전문가, 베서니 런Bethany Learn

WWW.FIT2B. US

급히 서둘러 소변을 보거나 억지로 소변을 보면 골반기저근을 바깥쪽으로 팽창시켜 탄탄한 근육 상태를 유지하는 데 좋지 않은 영향을 줄 수 있다. 일단 변기에 앉았다면 편안하게 괄약근을 이완해서 골반기저근이 받는 스트레스를 줄여나가야 한다.

– 캐나다 온타리오주의 건강 과학 박사, 트리쉬 브루넬레Trish Brunelle

WWW.GETMOVINGPHYSIO.COM

우리는 규칙적으로 자신의 회음부를 세심히 관찰해야 한다. 그러다 보면 질병을 빨리 발견하거나 회음부와 관련한 매우 유익한 정보를 얻을 수도 있다. 회음부는 세심한 관찰이 필요한 부위다. 모든 여성은 거울을 통해 자신의 가장 중요한 부위를 정기적으로 관찰해야 한다. 또한 회음부를 세심히 관찰하면서 골반기저근 운동을 함께 실행한다면, 회음부의 근육을 강화할 수 있을 것이다.

– 캐나다 앨버타주의 골반저 전문 물리치료사, 게일 헐미Gayle Hulme

WWW.LAKEVIEWPHYSIO.CA

많은 여성이 골반저 장애 증상을 혼자서 묵묵히 견뎌내고 있다. 거의 4,000년 동안 여성들은 골반 장기 탈출증 증상이 발생해도 이것을 밖으로 드러내지 못하고 남몰래 고통받아왔다. 하지만 골반 장기 탈출증은 누구나 겪을 수 있는 흔한 질환이다. 따라서 여성들은 다 함께 이 질환에 대해 목소리를 내고 삶의 질을 개선하기 위해 노력해야 한다. 전 세계적으로 여성 질환에 관한 논의가 활발히 이뤄

질 수 있도록 우리가 먼저 커다란 변화를 일으켜야 한다.

– 골반 장기 탈출증 지원협회의 창립자, 셰리 팜Sherrie Palm

WWW.PELVICORGANPROLAPSESUPPORT.ORG

WWW.SHERRIEPALM.COM

수년간 골반저 전문 물리치료사로 일하면서, 우리가 가장 명백하고 중요한 사실을 놓치고 있다는 사실을 깨달았다. 우리는 몸에 이상 증상이 발생하면 곧바로 증상을 치료하는 단계로 뛰어드는 경우가 많다. 하지만 가장 중요한 건 초기 단계부터 시작하는 것이다. 초기 단계란 문제를 정확히 인식하는 것이다. 이를테면 우리의 일상적인 자세로부터 질병의 단서를 찾고, 신체적 움직임에서 드러난 미묘한 차이를 인지하고, 겉으로 판단할 때 관련이 없어 보이는 기관 사이 의 연관성을 파악하는 것이다. 이것은 우리가 골반저 물리치료 과 정에 접어드는 출발점이다.

– 캐나다 온타리오주의 골반저 전문 물리치료사, 이부쿤 아폴라비Ibukun Afolabi

WWW.THEMAMASPHYSIO.COM

치유에 이르는 길은 여러분 내면에 있다. 역경에 처하더라도 우리 는 대담하고 강해져야 한다. 또한 우리의 신체가 보내는 메시지를 주의 깊게 들어야 한다. 진정한 치유는 우리의 정신, 신체, 감정 등 모든 면에서 이뤄져야 한다는 사실을 기억하자.

– 미국 뉴욕주의 물리치료학 석사, 이사 헤레라Isa Herrera

골반기저근 운동을 실행할 때 골반기저근을 강하게 수축해서 위로 힘껏 끌어 올려야 하는 이유는 우리 몸의 구조를 생각해보면 쉽게 이해할 수 있다. 골반 해부도를 자세히 살펴보면, 모든 골반 내부 장기들이 마치 군인처럼 일렬로 줄지어 있는 모습을 볼 수 있다. 실제로 골반저와 골반 내부 장기의 방향은 앞을 향하고 있다. 여러분이 일어서서 골반뼈가 있는 부위를 더듬어 짚어본다면, 골반이 앞으로 약간 기울어져 있는 느낌이 들 것이다. 또한 항문에 손가락을 살짝 갖다 대면, 항문이 순간적으로 두덩뼈 쪽으로 올라가는 것을 느낄 수 있을 것이다.

– 오스트레일리아 퀸즐랜드주의 골반저 전문 물리치료사, 플로나 로저스Fiona Rogers

WWW.PELVICFLOOREXERCISE.COM.AU

감사의 글

가장 먼저 이 책을 출간할 수 있도록 도와준 안야 해이스Anya Hayes와 왓킨스Watkins에게 감사드린다.

출산 과정과 몸의 변화에 관한 질문에 항상 솔직하고 자세히 대답해 준 나의 어머니에게도 감사드린다. 어머니의 이야기는 지금의 내가 있기까지 거대한 촉매제가 되었다.

우리 가족을 전 세계 곳곳에서 지낼 수 있도록 해준 아버지에게도 감사한 마음을 전한다. 아버지 덕분에 나는 여행을 사랑하고 변화에 잘 적응하는 사람으로 자랄 수 있었다.

또한 나를 '엄마'로 만들어 준 내 아이들에게도 감사하다.

골반기저근 운동의 첫발을 떼는 데 기술적인 도움을 주는 건강용품인 에피-노Epi-No를 개발한 제조자 테크사나Tecsana와 벨리스사Bellies Inc의 줄리아 디 파올로Julia Di Paolo, 사만다 몽페티트 후인Samantha

Montpetit-Huynh에게도 감사드린다.

내가 골반저 건강에 관심을 갖고 주의를 기울일 수 있도록 전략적으로 도와주고 가르쳐주며 다양한 영감을 불어넣어 준 내 스승들-다이앤 리Diane Lee, 케이티 보우만Katy Bowman, 줄리 비베Julie Wiebe, 제니 버렐Jenny Burrell, 미셸 라이온스Michelle Lyons, 안토니 로Antony Lo, 카이사 투오미넨Kaisa Tuominen, 타마라 리알Tamara Rial, 브루스 크로포드Bruce Crawford 박사-에게도 감사한 마음을 전한다.

내가 진행하는 조사 연구를 지지하고 나와 함께 공동 조사 연구를 진행해 준 모든 골반저 전문 물리치료사들에게 감사드린다.

이 책을 출간할 수 있도록 골반저 물리치료에 관해 조언해 준 펠빅 로어Pelvic Roar의 공동 창립자이자, 국민 보건 서비스(NHS)가 공인하고 골반기저근 운동 프로그램을 지원하는 스퀴지 앱Squeezy app의 공동 제작자인 미라 롭슨Myra Robson에게도 감사드린다.

마지막으로 모험적인 기업가로서 내가 낭떠러지에 설 때마다 나를 다시 일으켜 준, 나의 가장 훌륭한 팬이자 지지자인 남편에게 감사한 마음을 전한다.

킴 보프니

2장

1 Chmielewska D, Stania M, Słomka K, et al. Static postural
   stability in women with stress urinary incontinence:
   effects of vision and bladder filling. *Neurourol Urodyn*.
   2017;36(8):2019 – 2027. doi:10.1002/nau.23222

2 Melville JL, Katon W, Delaney K, Newton K. Urinary
   incontinence in US women: a population—based study.
   Arch Intern Med. 2005;165(5):537 – 542. doi:10.1001/
   archinte.165.5.537

3 Nygaard IE, Thompson FL, Svengalis SL, Albright JP.
   Urinary incontinence in elite nulliparous athletes [published
   correction appears in *Obstet Gynecol* 1994 Sep;84(3):342].
   Obstet Gynecol. 1994;84(2):183 – 187.

4 Shaw JM, Hamad NM, Coleman TJ, et al. Intra—abdominal
   pressures during activity in women using an intra—vaginal
   pressure transducer. *J Sports Sci*. 2014;32(12):1176 – 1185.
   doi:10.1080/02640414.2014.889845

5 O'Dell KK, Morse AN, Crawford SL, Howard A. Vaginal
   pressure during lifting, floor exercises, jogging, and use of

hydraulic exercise machines. *Int Urogynecol J Pelvic Floor Dysfunct*. 2007;18(12):1481 − 1489. doi:10.1007/s00192−007−0387−8

6   Hagen S, Stark D. Conservative prevention and management of pelvic organ prolapse in women. *Cochrane Database Syst Rev*. 2011;(12):CD003882. doi:10.1002/14651858.CD003882.pub4

7   Whiteside JL, Weber AM, Meyn LA, Walters MD. Risk factors for prolapse recurrence after vaginal repair. *Am J Obstet Gynecol*. 2004;191(5):1533 − 1538. doi:10.1016/j.ajog.2004.06.109

8   Salvatore S, Siesto G, Serati, M. Risk factors for recurrence of genital prolapse. *Current Opinion in Obstetrics and Gynecology*. October 2010 − Volume 22 − Issue 5 − p 420 − 424. doi: 10.1097/GCO.0b013e32833e4974

9   Wu WH, Meijer OG, Uegaki K, et al. Pregnancy−related pelvic girdle pain (PPP), I: Terminology, clinical presentation, and prevalence. *Eur Spine J*. 2004;13(7):575 − 589. doi:10.1007/s00586−003−0615−y

10   Signorello LB, Harlow BL, Chekos AK, Repke JT. Postpartum sexual functioning and its relationship to perineal trauma: a retrospective cohort study of primiparous women. *Am J Obstet Gynecol*. 2001;184(5):881 − 890. doi:10.1067/mob.2001.113855

11   Schwarzer AC, Aprill CN, Bogduk N. The sacroiliac

joint in chronic low back pain. *Spine (Phila Pa 1976)*. 1995;20(1):31 - 37. doi:10.1097/00007632-199501000-00007

12 Eliasson K, Elfving B, Nordgren B, Mattsson E. Urinary incontinence in women with low back pain. *Man Ther*. 2008;13(3):206 - 212. doi:10.1016/j.math.2006.12.006

13 Pool-Goudzwaard AL, Slieker ten Hove MC, Vierhout ME, et al. Relations between pregnancy-related low back pain, pelvic floor activity and pelvic floor dysfunction. *Int Urogynecol J Pelvic Floor Dysfunct*. 2005;16(6):468 - 474. doi:10.1007/s00192-005-1292-7

14 Dufour S, Vandyken B, Forget MJ, Vandyken C. Association between lumbopelvic pain and pelvic floor dysfunction in women: a cross sectional study. *Musculoskelet Sci Pract*. 2018;34:47 - 53. doi:10.1016/j.msksp.2017.12.001

3장

1 Lin F, Parthasarathy S, Taylor SJ, Pucci D, Hendrix RW, Makhsous M. Effect of different sitting postures on lung capacity, expiratory flow, and lumbar lordosis. *Arch Phys Med Rehabil*. 2006;87(4):504 - 509. doi:10.1016/j.apmr.2005.11.031

2 Mattox TF, Lucente V, McIntyre P, Miklos JR, Tomezsko J. Abnormal spinal curvature and its relationship to pelvic

organ prolapse. *Am J Obstet Gynecol*. 2000;183(6):1381 – 1384. doi:10.1067/mob.2000.111489

3   Lee K. Activation of pelvic floor muscle during ankle posture change on the basis of a three−dimensional motion analysis system. *Med Sci Monit*. 2018;24:7223 – 7230. doi:10.12659/MSM.912689

4   Thompson JA, O'Sullivan PB, Briffa NK, Neumann P. Differences in muscle activation patterns during pelvic floor muscle contraction and Valsalva maneuver. *Neurourol Urodyn*. 2006;25(2):148 – 155. doi:10.1002/nau.20203

5   Hextall A, Bidmead J, Cardozo L, Hooper R. The impact of the menstrual cycle on urinary symptoms and the results of urodynamic investigation. *BJOG*. 2001 Nov;108(11):1193 – 1196. https://www.ncbi.nlm.nih.gov/pmc/articles/PMC4247226/

6   De Graaff AA, D'Hooghe TM, Dunselman GA, et al. The significant effect of endometriosis on physical, mental and social wellbeing: results from an international cross−sectional survey. *Hum Reprod*. 2013;28(10):2677 – 2685. doi:10.1093/humrep/det284

7   Yeung P Jr, Sinervo K, Winer W, Albee RB Jr. Complete laparoscopic excision of endometriosis in teenagers: is postoperative hormonal suppression necessary? *Fertil Steril*. 2011;95(6):1909 – 1912.e1. doi:10.1016/j.fertnstert.2011.02.037

8   Vannuccini S, Petraglia F. Recent advances in
    understanding and managing adenomyosis. *F1000Research*
    2019, 8(F1000 Faculty Rev):283. doi:10.12688/
    f1000research.17242.1

9   National Centre for Health Statistics. Key statistics from
    the National Survey of Family Growth: Hysterectomy.
    https://www.cdc.gov/nchs/nsfg/key_statistics/h.
    htm#hysterectomy

10 McLennan MT, Harris JK, Kariuki B, Meyer S. Family
    history as a risk factor for pelvic organ prolapse. *Int
    Urogynecol J Pelvic Floor Dysfunct*. 2008;19(8):1063 – 1069.
    doi:10.1007/s00192−008−0591−1

11 Family history increases the risk of incontinence. *BMJ*.
    2004;329(7471):0−b. doi: 10.1136/bmj.329.7471.0−b

12 Young N, Atan IK, Rojas RG, Dietz HP. Obesity: how
    much does it matter for female pelvic organ prolapse?.
    Int Urogynecol J. 2018;29(8):1129 – 1134. doi:10.1007/
    s00192−017−3455−8

13 Subak LL, King WC, Belle SH, et al. Urinary incontinence
    before and after bariatric surgery. *JAMA Intern Med*. 2015
    Aug;175(8):1378 – 1387.

14 Myers DL, Sung VW, Richter HE, Creasman J, Subak
    LL. Prolapse symptoms in overweight and obese women
    before and after weight loss. *Female Pelvic Med Reconstr
    Surg*. 2012 Jan – Feb; 18(1):55 – 59. doi:10.1097/

SPV.0b013e31824171f9

15 Braekken IH, Majida M, Ellström Engh M, Holme IM, Bø K. Pelvic floor function is independently associated with pelvic organ prolapse. *BJOG*. 2009;116(13):1706 – 1714. doi:10.1111/j.1471—0528.2009.02379.x

16 Nygaard IE, Shaw JM. Physical activity and the pelvic floor. *Am J Obstet Gynecol*. 2016;214(2):164 – 171. doi:10.1016/j.ajog.2015.08.067

17 Forner LB, Beckman EM, Smith MD. Symptoms of pelvic organ prolapse in women who lift heavy weights for exercise: a cross—sectional survey. *Int Urogynecol J*. 2020;31(8):1551 – 1558. doi:10.1007/s00192—019—04163—w

18 Shaw JM, Nygaard IE. Role of chronic exercise on pelvic floor support and function. *Curr Opin Urol*. 2017;27(3):257 – 261. doi:10.1097/MOU.0000000000000390

19 Mitchell I, Evans L, Rees T, Hardy L. Stressors, social support, and tests of the buffering hypothesis: effects on psychological responses of injured athletes. *Br J Health Psychol*. 2014;19(3):486 – 508. doi:10.1111/bjhp.12046

20 Fischer MJ, Riedlinger K, Gutenbrunner C, Bernateck M. Influence of the temporomandibular joint on range of motion of the hip joint in patients with complex regional pain syndrome. *J Manipulative Physiol Ther*.

2009;32(5):364 – 371. doi:10.1016/j.jmpt.2009.04.003

4장

1 Mørkved S, Bø K, Schei B, Salvesen KA. Pelvic floor muscle training during pregnancy to prevent urinary incontinence: a single—blind randomized controlled trial. *Obstet Gynecol.* 2003;101(2):313 – 319. doi:10.1016/s0029–7844(02)02711–4

2 Viktrup L, Lose G. Lower urinary tract symptoms 5 years after the first delivery. *Int Urogynecol J Pelvic Floor Dysfunct.* 2000;11(6):336 – 340. doi:10.1007/s001920070002

3 Glazener CM, Herbison GP, MacArthur C, Grant A, Wilson PD. Randomised controlled trial of conservative management of postnatal urinary and faecal incontinence: six year follow up. *BMJ.* 2005;330(7487):337. doi:10.1136/bmj.38320.613461.82

4 Williams A, Herron—Marx S, Knibb R. The prevalence of enduring postnatal perineal morbidity and its relationship to type of birth and birth risk factors. *J Clin Nurs.* 2007;16(3):549 – 561. doi:10.1111/j.1365–2702.2006.01593.x

5 Fritel X, Fauconnier A. Letter to the editor. Re: First vaginal delivery at an older age: does it carry an extra risk for the development of stress urinary incontinence? Groutz

A, Helpman L, Gold R, Pauzner D, Lessing JB, Gordon D. 2007. Neurourol Urodyn 26:779–782. *Neurourol Urodyn.* 2009;28(4):365–366. doi:10.1002/nau.20608

6 Spitznagle TM, Leong FC, Van Dillen LR. Prevalence of diastasis recti abdominis in a urogynecological patient population. *Int Urogynecol J Pelvic Floor Dysfunct.* 2007;18(3):321–328. doi:10.1007/s00192-006-0143-5

7 Mota P, Pascoal AG, Carita AI, Bø K. Normal width of the inter-recti distance in pregnant and postpartum primiparous women. *Musculoskelet Sci Pract.* 2018;35:34–37. doi:10.1016/j.msksp.2018.02.004

8 Lee D, Hodges PW. Behavior of the linea alba during a curl-up task in diastasis rectus abdominis: an observational study. *J Orthop Sports Phys Ther.* 2016;46(7):580–589. doi:10.2519/jospt.2016.6536

9 Frohlich J, Kettle C. Perineal care. *BMJ Clin Evid.* 2015 Mar 10;2015:1401.

10 Villot A, Deffieux X, Demoulin G, Rivain AL, Trichot C, Thubert T. Prise en charge des périnées complets (déchirure périnéale stade 3 et 4) : revue de la littérature [Management of third and fourth degree perineal tears: a systematic review]. *J Gynecol Obstet Biol Reprod (Paris).* 2015;44(9):802–811. doi:10.1016/j.jgyn.2015.06.005

11 Sundquist JC. Long-term outcome after obstetric injury: a retrospective study. *Acta Obstet Gynecol*

Scand. 2012;91(6):715 – 718. doi:10.1111/j.1600–
0412.2012.01398.x

12 Allen VM, Baskett TF, O'Connell CM, McKeen D, Allen,
    AC. Maternal and perinatal outcomes with increasing
    duration of the second stage of labor. *Obstetrics &*
    Gynecology. June 2009 – Volume 113 – Issue 6 – p 1248 –
    1258. doi: 10.1097/AOG.0b013e3181a722d6

13 Ashton–Miller JA, Delancey JO. On the biomechanics
    of vaginal birth and common sequelae. *Annu Rev*
    Biomed Eng. 2009;11:163 – 176. doi:10.1146/
    annurev–bioeng–061008–124823

14 van Delft KW, Thakar R, Sultan AH, IntHout J,
    Kluivers KB. The natural history of levator avulsion one
    year following childbirth: a prospective study. *BJOG.*
    2015;122(9):1266 – 1273. doi:10.1111/1471–0528.13223

15 Dietz HP, Simpson JM. Levator trauma is associated
    with pelvic organ prolapse. *BJOG.* 2008;115(8):979 – 984.
    doi:10.1111/j.1471–0528.2008.01751.x

16 Swenson CW, DePorre JA, Haefner JK, Berger MB,
    Fenner DE. Postpartum depression screening and pelvic
    floor symptoms among women referred to a specialty
    postpartum perineal clinic. *Am J Obstet Gynecol.*
    2018 Mar;218(3):335.e1 – 335.e6. doi:10.1016/j.
    ajog.2017.11.604

6장

1 Crotty K, Bartram CI, Pitkin J, et al. Investigation of optimal cues to instruction for pelvic floor muscle contraction: a pilot study using 2D ultrasound imaging in pre-menopausal, nulliparous, continent women. *Neurourol Urodyn*. 2011;30(8):1620-1626. doi:10.1002/nau.21083

2 Hagen S, Stark D. Conservative prevention and management of pelvic organ prolapse in women. *Cochrane Database Syst Rev*. 2011;(12):CD003882. doi:10.1002/14651858.CD003882.pub4

3 Marques A, Stothers L, Macnab A. The status of pelvic floor muscle training for women. *Can Urol Assoc J*. 2010;4(6):419-424. doi:10.5489/cuaj.10026

4 Bø K, Talseth T, Holme I. Single blind, randomised controlled trial of pelvic floor exercises, electrical stimulation, vaginal cones, and no treatment in management of genuine stress incontinence in women. *BMJ*. 1999;318(7182):487-493. doi:10.1136/bmj.318.7182.487

5 Farzinmehr A, Moezy A, Koohpayehzadeh J, Kashanian M. A comparative study of whole body vibration training and pelvic floor muscle training on women's stress urinary incontinence: three-month follow-up. *J Family Reprod Health*. 2015;9(4):147-154.

골반저에 답이 있다

초판 1쇄 인쇄 2022년(단기 4355년) 9월 21일
초판 1쇄 발행 2022년(단기 4355년) 9월 27일

지은이 | 킴 보프니
옮긴이 | 윤혜영
펴낸이 | 심남숙
펴낸곳 | ㈜한문화멀티미디어
등록 | 1990. 11. 28 제21-209호
주소 | 서울시 광진구 능동로43길 3-5 동인빌딩 3층(04915)
전화 | 영업부 2016-3500 편집부 2016-3507
홈페이지 | http://www.hanmunhwa.com

운영이사 | 이미향
편집 | 강정화 최연실
기획 홍보 | 진정근
디자인 제작 | 이정희
경영 | 강윤정 조동희
회계 | 김옥희
영업 | 이광우

만든 사람들
책임 편집 | 한지윤 표지 디자인 | 이정희
본문 디자인 | 하현정 인쇄 | 천일문화사

ISBN 978-89-5699-437-6 03510